Rajalakshmi S.
Manoj Shetty
Harshitha Alva

Modificação da superfície de implantes dentários

Rajalakshmi S.
Manoj Shetty
Harshitha Alva

Modificação da superfície de implantes dentários

ScienciaScripts

Imprint

Any brand names and product names mentioned in this book are subject to trademark, brand or patent protection and are trademarks or registered trademarks of their respective holders. The use of brand names, product names, common names, trade names, product descriptions etc. even without a particular marking in this work is in no way to be construed to mean that such names may be regarded as unrestricted in respect of trademark and brand protection legislation and could thus be used by anyone.

Cover image: www.ingimage.com

This book is a translation from the original published under ISBN 978-620-7-65347-8.

Publisher:
Sciencia Scripts
is a trademark of
Dodo Books Indian Ocean Ltd. and OmniScriptum S.R.L publishing group

120 High Road, East Finchley, London, N2 9ED, United Kingdom
Str. Armeneasca 28/1, office 1, Chisinau MD-2012, Republic of Moldova, Europe
Printed at: see last page
ISBN: 978-620-7-75508-0

Índice

Introdução

Desde o início dos anos 80, a utilização de implantes dentários endósseos para o suporte de restaurações dentárias criou uma revolução na rotina dos cuidados dentários. As elevadas taxas de sucesso deste procedimento resultam da estabilidade anatómica inicial proporcionada pela quantidade, qualidade e distribuição do osso no local proposto para o implante. Tipicamente, a integração de um implante é caracterizada por uma série de regras clínicas grosseiras que tentam avaliar o impacto do desenho do implante e das tecnologias de superfície do implante. Estes parâmetros clínicos relativamente grosseiros envolvem a ausência de sinais e sintomas de patologia, a ausência de mobilidade e uma avaliação radiográfica da interface.

Embora se verifiquem elevadas taxas de sucesso em determinadas regiões anatómicas, a resposta óssea nas placas corticais finas e no osso esponjoso diminuído que caracterizam o osso tipo IV de Lekhom e Zarb é consideravelmente menos bem sucedida com implantes convencionais de superfície maquinada (por exemplo, 65-85%).[8]

Numa meta-análise, Lindh et al. observaram que o sucesso dos implantes nos maxilares posteriores era menor do que noutras regiões da boca e que dependia muito de um volume ósseo adequado na área. Estes resultados podem estar relacionados com as superfícies de implante minimamente rugosas que estavam a ser utilizadas na altura do estudo de Lindh e com a população de pacientes avaliada.[9] A resposta do osso trabecular ao ambiente mecânico é um fator crítico, especialmente em regiões do maxilar como os maxilares posteriores edêntulos, onde a espessura da cortical e/ou as propriedades do material local são insuficientes para suportar as forças oclusais. As estratégias para aumentar a quantidade local e a qualidade do tecido ósseo na interface são, por isso, um meio importante para proporcionar uma terapia de implantes previsível para pacientes com má qualidade óssea, protocolos de carga imediata e estratégias de desenho de implantes que potencialmente diminuem a necessidade de um grande número de implantes do tipo endósseo para a reabilitação de um paciente.

O sucesso a longo prazo da terapia com implantes não depende apenas de uma maior estabilidade óssea. Mais recentemente, está a ser dada maior atenção à interface transmucosa do implante ou do pilar do implante. A estabilidade mecânica e biológica derivada do desenho e das superfícies deste tecido conjuntivo e do ambiente epitelial juncional são fundamentais para manter um volume suficiente de tecido conjuntivo com um infiltrado inflamatório mínimo. A inflamação crónica nesta região transmucosa, quer seja causada pelos desenhos, materiais ou rugosidade da superfície, pode levar a uma recessão tecidular a longo prazo e até mesmo a peri-implantite anos após a conclusão da terapia de substituição dentária. Para aumentar a previsibilidade da terapia com implantes, foram envidados esforços significativos no desenvolvimento de biomateriais para implantes que prometem melhorar o sucesso clínico. Estas tecnologias evoluíram de uma simples modificação da superfície do óxido para tecnologias precisas de modificação à escala nanométrica que envolvem a formação de uma tecnologia uniforme e consistente que conduz a uma resposta celular alterada. Além disso, estão a ser desenvolvidas tecnologias para utilizar alterações na química da superfície ou até mesmo biológicos potencialmente adicionados à superfície do óxido para ajudar na estabilidade do ambiente ósseo e transmucoso.

A elevada taxa de sucesso clínico dos implantes dentários endósseos, tal como demonstrado inicialmente por Branemark et al. com implantes roscados e, posteriormente, com uma variedade de desenhos de implantes, depende da osseointegração. A fixação fiável dos implantes dentários endósseos atualmente utilizados baseia-se principalmente no interbloqueio mecânico das características da superfície do osso e do implante a um nível microscópico e/ou macroscópico.

Entre as propriedades do titânio, uma das mais importantes é a qualidade da superfície.

Os compostos de óxido de titânio, presentes na superfície dos implantes de titânio comercialmente puro, são responsáveis pela interação biológica favorável que ocorre na interface osso-implante. A composição química da superfície do implante pode diferir acentuadamente da composição global devido ao fabrico, ao acabamento, ao tratamento térmico, à decapagem, à gravação, aos revestimentos e até aos procedimentos de esterilização. Com base nestas considerações, um controlo cuidadoso da composição da superfície do implante torna-se um procedimento relevante para produzir dispositivos de alta qualidade.

Características do implante

Características macro-retentivas dos implantes

Os implantes utilizados no ambiente oral têm um de três tipos principais de características macro-retentivas: roscas de parafuso (roscadas ou auto-roscantes), desenhos de encaixe por pressão de corpo sólido e/ou tecnologias de pérolas sinterizadas. Cada uma destas abordagens foi concebida para alcançar a estabilidade inicial do implante e/ou criar grandes espaços volumétricos para o crescimento do osso. Um importante princípio biológico do osso é o facto de responder favoravelmente à carga compressiva (sem a presença de uma PDL), mas não às forças de cisalhamento. 15 Por conseguinte, os designs das roscas dos parafusos foram adaptados para obter uma carga compressiva do osso cortical ou esponjoso circundante. Por exemplo, alguns designs de implantes (ITI / Straumann, Institut Straumann AG, Waldenburg, Suíça) utilizam um perfil de rosca específico (rosca de corte 15_), para criar principalmente tensões de compressão na interface do osso transcortical. Este perfil de rosca tem uma ponta arredondada (reduzindo as forças de cisalhamento na ponta da rosca) que parece manter o osso na zona de compressão sob o perfil da rosca. Com o desejo de melhorar a estabilidade óssea inicial, vários designs de implantes incorporaram perfis de rosca de corte duplos (ou mais) (com ou sem um press-fit baseado em parafusos), em que dois conjuntos de roscas cortam em diferentes localizações relativas na osteotomia aquando da colocação, como forma de reduzir o desnudamento inicial (por exemplo, aquando do sobre-sentamento) e, consequentemente, a perda de estabilidade primária (SpeedyTM, Nobel Biocare, Go" teborg, Suécia). Outros desenhos de roscas (OsseoSpeed Micro thread TM Astra Tech AB, Mo" lndal, Suécia) centraram-se na redução das forças de cisalhamento circundantes, reduzindo a altura do perfil da rosca (reduzindo a contribuição de qualquer rosca) com um aumento do número de roscas por unidade de área da superfície do implante, o que tem a vantagem adicional de aumentar a resistência do corpo do implante, aumentando a espessura da parede remanescente do corpo do implante.

Por último, as próteses ortopédicas (por exemplo, hastes femorais, cápsulas acetabulares pélvicas, próteses do joelho, etc.) utilizaram várias tecnologias de sinterização para criar malhas ou pérolas sinterizadas como superfície de crescimento ósseo. A aplicação desta tecnologia a implantes dentários envolveu tentativas de melhorar a taxa de sucesso de implantes curtos (<10 mm de comprimento). Na Universidade de Toronto, a tecnologia de pérolas sinterizadas levou ao desenvolvimento de um sistema de implantes disponível no mercado (EndoporeTM Innova Corp., Toronto, Canadá) que apresenta resultados clínicos favoráveis (93-100% de sucesso relativo aos 3-5 anos) com implantes muito curtos (7,7 mm), mesmo no maxilar posterior.[10]

Desenho de implantes

O desenho do implante refere-se à estrutura tridimensional do implante, com todos os elementos e características que o compõem. Forma, formato, configuração, macroestrutura da superfície e macro irregularidades são termos que têm sido utilizados na literatura para descrever aspectos da estrutura tridimensional.[11]

Os implantes dentários endo-ósseos existem numa grande variedade de desenhos, sendo o principal objetivo em todos os casos o sucesso a longo prazo da interface osseointegrada e a função descomplicada da substituição protética. O tipo de interface protética, a presença e ausência de roscas, as macro-irregularidades adicionais e a forma e contorno do implante são considerados alguns dos aspectos mais importantes do desenho do implante. A interface protética, que é o nível em que a supraestrutura ou o pilar se liga ao corpo do implante, pode ser externa ou interna. A conexão externa mais comum é do tipo hexagonal (hex); variações em altura e largura

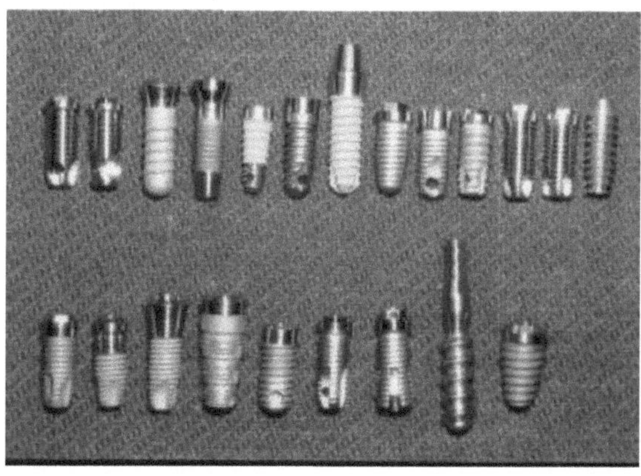

IMPLANTES ROSCADOS

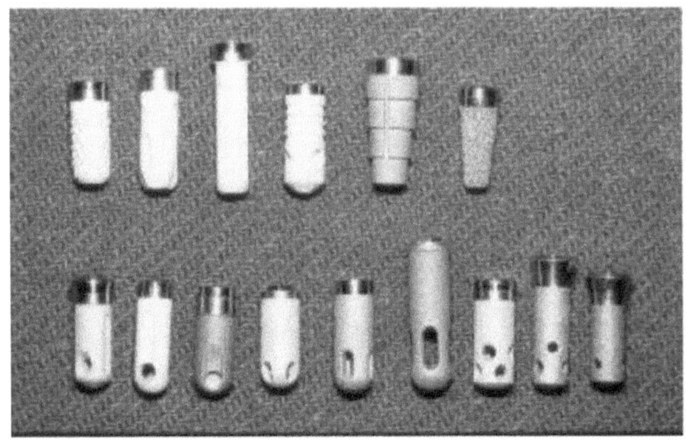

IMPLANTES NÃO ROSCADOS / LISOS

afectam a perceção tátil e a estabilidade (na maioria das vezes, anti-rotacional) da prótese. O topo octogonal (octa) e a interface spline com as suas projecções e ranhuras interdigitantes são também conexões externas. A categoria de conexão interna inclui a interface cónica morse, o hexágono interno e o octógono interno.[11]

Os implantes dentários também são classificados em roscados e não roscados ou de encaixe por pressão. Embora o ajuste cirúrgico e a estabilidade primária sejam muito importantes para a fixação e o sucesso a longo prazo do implante, os implantes cilíndricos (não roscados) não têm sido seguidos no que respeita à manutenção de um nível ósseo médio e estável na literatura.

Ivanoff e colaboradores estudaram a influência da estabilidade inicial do implante no processo de osseointegração, comparando implantes com rosca estáveis, móveis por rotação e totalmente móveis. Após 12 semanas de cicatrização, embora todos os implantes parecessem clinicamente estáveis, verificou-se uma diminuição significativa do contacto osso-implante e do preenchimento ósseo dentro das roscas do implante nos implantes totalmente móveis. No entanto, a mobilidade de rotação inicial não conduziu a uma osteointegração inferior. As tolerâncias de fabrico, as técnicas operatórias, as condições cirúrgicas e a qualidade do osso afectam as dimensões do local da osteotomia e determinam a magnitude das discrepâncias no ajuste cirúrgico.

Carlsson e colegas investigaram a reação interfacial de implantes cilíndricos de Ti com encaixe perfeito e distâncias iniciais entre fendas de 0,35 mm e 0,85 mm em coelhos, tendo concluído que 0,35 mm é a dimensão crítica da fenda para além da qual não é possível obter contacto direto do implante com o osso. Outros autores sugeriram que espaços maiores, até 2 mm, ainda estão dentro da capacidade natural do osso para colmatar o defeito.

Vários estudos indicaram que os implantes revestidos com fosfato de cálcio podem melhorar a fixação na presença de fendas iniciais, desde que a estabilidade seja mantida e qualquer possível micromovimento seja reduzido ao mínimo. (<150 μ). Apenas um micromovimento excessivo pode ser prejudicial para a osteointegração em casos de carga precoce, mas o limiar crítico varia consoante o desenho do implante e a estabilidade inicial.

As roscas são utilizadas para maximizar o contacto inicial, melhorar a estabilidade inicial, aumentar a área da superfície do implante e favorecer a dissipação da tensão interfacial. A profundidade, a espessura, o passo, o ângulo da face e o ângulo da hélice das roscas são parâmetros geométricos variáveis que determinam a superfície funcional da rosca e afectam a distribuição biomecânica da carga do implante.

As empresas de implantes têm utilizado uma grande variedade de características adicionais para acentuar ou substituir o efeito das roscas. Estas incluem perfurações de várias formas e dimensões, aberturas, saliências, ranhuras, caneluras e entalhes. O implante pode ser sólido ou oco, com uma forma / contorno paralelo, cónico ou escalonado e uma extremidade apical plana, redonda ou pontiaguda.[3]

Características micro-retentivas do implante

Após a colocação de um implante num local cirúrgico, há uma cascata de processos moleculares e celulares que proporcionam o crescimento e a diferenciação de novo osso ao longo da superfície do biomaterial. O objetivo de uma série de estratégias actuais é proporcionar uma maior estabilidade óssea através de eventos mediados pela micro-superfície. Estas estratégias podem ser divididas naquelas que tentam aumentar a imigração de novo osso (por exemplo, osteocondução)

através de alterações na topografia da superfície (por exemplo, "rugosidade" da superfície), meios biológicos para manipular o tipo de células que crescem na superfície e estratégias para utilizar o implante como veículo para a administração local de um revestimento bioativo (matriz de adesão ou fator de crescimento, como a BMP) que pode conseguir a osteoindução de nova diferenciação óssea ao longo da superfície do implante.[12]

Uma forma de melhorar o sucesso dos implantes é através de métodos que aumentem a quantidade de contacto ósseo ao longo do corpo do implante. Embora possa parecer óbvio que o aumento da rugosidade da superfície dos implantes conduz a um maior sucesso, não é claro que qualquer "rugosidade" seja vantajosa. Na conceção de implantes, assume-se normalmente que uma maior área de superfície (por unidade de superfície metálica) é um objetivo através de vários meios para aumentar a rugosidade da superfície do implante. Esta área de superfície melhorada permite então uma maior área de transferência de carga do osso contra a superfície do implante. Deve ser clarificado que a rugosidade da superfície é frequentemente uma caraterística mal descrita das superfícies dos implantes, o que dificulta as comparações entre sistemas de implantes. Ao avaliar a superfície de um implante, existem características macroscópicas e microscópicas que, combinadas, são utilizadas para descrever a "topografia" da superfície.

Por exemplo, vários perfis de roscas de parafusos são utilizados como características macroscópicas (passo, número, nitidez, etc.) combinadas com características microscópicas (buracos na superfície criados por jato de areia) que podem ou não ser associados a gravura ácida da superfície rugosa.[13]

Estas características micromecânicas influenciam o processo de integração secundária (crescimento, renovação e remodelação óssea). Uma vantagem do condicionamento ácido é aumentar a rugosidade da superfície já jacteada, criando uma topografia à escala nanométrica que

permite que o osso cresça e mantenha a superfície do implante sob forças de cisalhamento elevadas. Convencionalmente, pensava-se que as características do desenho do implante necessitavam de poros ou "buracos" de superfície com 100 lm ou mais de diâmetro para o crescimento do osso, embora a rugosidade da superfície clinicamente relevante possa ser muito mais final4 (ao nível da nanoescala).

O desenho do implante e a condição da superfície influenciam a dinâmica da osteointegração.

Existem 4 fases no desenvolvimento da interface osso-implante:

- Integração cirúrgica
- Dinâmica de cura
- Período de carregamento antecipado
- Período de carga madura

O desenho geral do implante e o estado da superfície afectam estes quatro processos, muitas vezes como características independentes.

- Integração cirúrgica

O processo cirúrgico da implantologia dentária requer uma fixação inicial e a ausência de movimento relativo durante as fases iniciais do desenvolvimento da interface osso-implante.

O <u>desenho do implante</u> é de importância primordial para a realização desta etapa, mas o estado da superfície do implante também pode ser um fator contribuinte.

Por exemplo: as superfícies mais ásperas ajudam o implante a ter mais fricção e fixação durante a inserção dos implantes.

Quando o desenho do implante é cilíndrico ou a qualidade do osso é má, a rugosidade da superfície do implante melhorará a fixação cirúrgica do implante.

Por exemplo: as superfícies mais ásperas ajudam o implante a ter mais fricção e fixação durante a inserção dos implantes.

Quando o desenho do implante é cilíndrico ou a qualidade do osso é má, a rugosidade da superfície do implante melhora a fixação cirúrgica do implante.

- Período inicial de cicatrização

O período inicial de cicatrização de um implante (que não é imediatamente carregado) é a fase do processo de osseointegração que é principalmente afetada pela <u>condição da superfície do implante.</u>

O desenho do implante pode ser um fator que contribui para isso.

Regra geral, as superfícies rugosas aumentam a percentagem de contacto osso-implante (BIC) durante o processo inicial de cicatrização óssea.

Steigenga et al compararam 3 formas de rosca com implantes endósteos de largura, comprimento, número e profundidade de rosca e condição de superfície semelhantes. A rosca em forma de V e a rosca com reforço inverso apresentaram valores de BIC e de binário inverso semelhantes. Os implantes com rosca quadrada apresentaram valores mais elevados de BIC e de torque reverso. Por conseguinte, a forma da rosca também pode influenciar a interface implante-osso durante o período de cicatrização do implante, mas é um fator secundário.

A condição da superfície, por si só, pode diminuir a largura biológica, o que causa perda óssea marginal quando o implante se estende através do tecido da mucosa.

Hermann et al inseriram uma combinação de implantes de superfície lisa e rugosa com colares lisos de 1,5 mm abaixo do osso e outros implantes com a superfície rugosa colocada na crista óssea. No espaço de um mês, verificou-se que os implantes com colares lisos perderam 1,5 mm de osso, apesar de os implantes não terem recebido qualquer carga oclusal.Os implantes com colares rugosos até à crista do osso e sem carga oclusal mantiveram o nível ósseo durante 6 meses do estudo, pelo que as superfícies rugosas melhoram o BIC inicial durante a cicatrização inicial e diminuem a perda óssea marginal quando o implante se estende através do tecido mole, antes da carga oclusal.

- Fase inicial de carregamento

O período de carga inicial de um implante tem em consideração o <u>desenho do corpo do implante e o estado da superfície do implante</u>, ambos de importância semelhante.

A tensão é igual à força por unidade de área sobre a qual a força é aplicada e está diretamente relacionada com a tensão observada no osso. Quando as condições de tensão estão dentro da zona fisiológica do osso, a interface osso-implante pode manter uma organização óssea lamelar, que é organizada e mineralizada e é a melhor para resistir a cargas oclusais na interface.

Por exemplo: os implantes revestidos com hidroxiapatite registaram um melhor BIC elevado após a cicatrização.

O desenho do implante também pode afetar o período de carga inicial do implante.

Por exemplo: Os implantes cilíndricos de superfície lisa não respondem favoravelmente à carga oclusal. Os implantes roscados de superfície lisa têm sucesso na carga precoce, especialmente em bons tipos de osso.

- Período de carga madura

Começa a ocorrer após 3-5 anos e continua durante toda a vida útil da interface do implante, sendo o estado da superfície do implante o menos importante durante esta fase.

Por exemplo: as superfícies rugosas de um cilindro podem suportar as cargas iniciais, mas os factores de fadiga da interface óssea começam a degradar-se com os ciclos contínuos.

Quanto mais elevadas forem as taxas de renovação óssea devido a condições de elevada tensão, maior é a probabilidade de a condição de micro tensão óssea se encontrar no intervalo de sobrecarga patológica e de haver perda óssea.

Por outro lado, o desenho do implante é a principal caraterística do corpo do implante durante o período de carga maduro e é o principal responsável pelas taxas de renovação óssea adjacentes ao implante.[1]

Cicatrização de feridas de implantes e o papel potencial da modificação da superfície

A cicatrização de uma ferida à volta de um implante dentário colocado numa osteotomia preparada segue três fases de reparação. A formação inicial de um coágulo sanguíneo ocorre através de uma ativação bioquímica, seguida de uma ativação celular e, finalmente, de uma resposta celular. Esta resposta inicial rápida durante a fase cirúrgica da terapia com implantes leva à ativação de vias bioquímicas fundamentais: o sistema de coagulação (fibrinogénio para fibrina), a ativação do complemento, a ativação da cascata Kinin (dilatação vascular) e, finalmente, a ativação da plasmina. A adesão das plaquetas à estrutura de fibrina montada, bem como a adesão à topografia da superfície de um implante, conduz a um processo de ativação plaquetária.

As plaquetas são uma fonte rica em factores de crescimento libertados localmente (PDGF, TGF-Beta, PDEGF, IGF-1, etc.) que podem acelerar o processo de cicatrização de feridas através do recrutamento e diferenciação de células mesenquimatosas essenciais para o estabelecimento de uma interface óssea na superfície do implante. É a interação com as proteínas da superfície e do soro que parece criar o efeito primário da topografia da superfície do implante.

A subsequente formação de uma matriz mineralizada durante a osteogénese e a remodelação óssea ou durante a osteointegração de implantes dentários envolve o recrutamento de células estaminais mesenquimais multipotentes e a diferenciação progressiva destas células em osteoblastos. A diferenciação dos osteoblastos e a formação do esqueleto durante o desenvolvimento embrionário são mediadas por uma proteína de fator de transcrição essencial denominada core binding- fator-a1 (Cbfa1) ou RUNX-2. A Cbfa1 pertence à família Runt de factores de transcrição e regula a diferenciação dos osteoblastos e a expressão dos genes da proteína da matriz extracelular óssea que codificam a sialoproteína óssea (BSP), a osteocalcina e o colagénio tipo I.

[15] O RUNX-2 / Cbfa1 desempenha um papel essencial na osteogénese, na formação da matriz dos osteoblastos, na diferenciação dos condrócitos e na reabsorção óssea pelos osteoclastos, podendo, por conseguinte, ser um alvo a jusante de eventos celulares como a adesão à matriz extracelular mediada por

A sua expressão é necessária para a diferenciação contínua dentro da via osteogénica (em oposição à diferenciação por peneiramento). Um segundo fator de transcrição, Osterix, foi descrito e foi sugerido que desempenha um papel fundamental a jusante de RUNX-2, sendo a sua expressão necessária para a diferenciação contínua na via osteogénica (em vez de passar para uma via condrogénica).

A promoção da fixação e diferenciação de osteoblastos foi avaliada em várias superfícies de implantes, utilizando uma variedade de culturas celulares e modelos animais. Por exemplo, a expressão de proteínas relacionadas com a matriz, como a fosfatase alcalina e o colagénio tipo I, foi aumentada em superfícies de cpTi (SLA) de grão grosso e gravadas com ácido. O mecanismo através do qual a topografia influencia a diferenciação dos osteoblastos parece ser mediado pela via da proteína quinase A e PL A2 e por vias de sinalização mediadas por integrinas. A topografia também influencia a expressão subsequente de citoquinas mediadas por osteoblastos e de

factores de crescimento. As células de osteossarcoma (MG-63) cultivadas em superfícies rugosas registaram um aumento de TGF-b e IL-1b, tendo sido descrita uma resposta mediada por prostaglandinas que conduziu a uma diminuição da proliferação em superfícies caracterizadas como mais rugosas, com um aumento da

marcadores fenotípicos de diferenciação (atividade ALP, Osteocalcina). Embora estas observações demonstrem as respostas celulares dos osteoblastos à matriz absorvida na superfície de um implante, não fornecem informações sobre o papel da superfície (e a topografia da matriz resultante) nos eventos iniciais de adesão / ativação plaquetária e nas alterações subsequentes da forma e diferenciação das células osteoblásticas. [7]Estes eventos são críticos para o crescimento de novas células e para o subsequente processo de osteogénese de contacto ao longo da superfície do implante. Também pode ser possível que a topografia do implante possa

conduzem a uma maior diferenciação dos osteoblastos através de alterações na regulação transcricional ou na expressão genética dos principais factores osteogénicos, em resultado de alterações na forma das células devido à interação com a microtopografia da superfície do implante.

Carga oclusal

A formação previsível de uma interface direta osso-implante é um objetivo de tratamento consistente em implantologia dentária. O protocolo cirúrgico de 2 fases estabelecido por Branemark et al. para conseguir a osteointegração consistia em vários pré-requisitos:

Escareamento do implante abaixo da crista óssea, obtenção e manutenção de uma cobertura de tecido mole sobre o implante durante 3-6 meses e manutenção de um ambiente de implante sem carga durante 3-6 meses.

As principais razões citadas para a abordagem cirúrgica submersa e rebaixada para a colocação do implante foram a redução e minimização do risco de infeção bacteriana, a prevenção da migração apical do epitélio oral ao longo do corpo do implante e a redução e minimização do risco de carga precoce do implante durante a remodelação óssea.

Depois disto, é necessária uma cirurgia de segunda fase para descobrir estes implantes e colocar um pilar protético. Foi observado um elevado grau de fixação clínica rígida a longo prazo com este protocolo em pacientes total e parcialmente edêntulos.

Durante os últimos 15 anos, vários autores referiram que os implantes em forma de raiz podem osseointegrar, apesar de residirem acima do osso e através dos tecidos moles durante a remodelação óssea inicial. Esta abordagem cirúrgica foi designada por procedimento de implante de uma fase ou não submerso e elimina a cirurgia de descolagem do implante da segunda fase. Além disso, o tecido mole já está maduro antes do fabrico da prótese final.

A carga imediata de um implante dentário não só inclui uma cirurgia não submersa de uma fase, como também carrega efetivamente o implante com uma restauração provisória na mesma consulta ou pouco tempo depois.

Misch et al sugeriram uma terminologia para restauração imediata e/ou carga oclusal.

- *O protocolo de carga oclusal imediata* é uma restauração provisória ou definitiva suportada por implantes em contacto oclusal no prazo de 2 semanas após a inserção do implante.

- *A carga oclusal precoce* refere-se a uma restauração implanto-suportada em oclusão entre 2 semanas e 3 meses após a colocação do implante e pode utilizar o período de tempo entre parênteses (por exemplo, carga oclusal precoce de 5 semanas)

- A carga oclusal retardada *ou faseada* refere-se a uma prótese de implante com uma carga oclusal mais de 3 meses após a inserção do implante. A abordagem de carga oclusal retardada pode utilizar um procedimento cirúrgico de 2 fases que cobre os implantes com tecido mole ou uma abordagem de uma fase que expõe uma parte do implante na cirurgia inicial.

- *A restauração imediata não funcional* descreve uma prótese sobre implante sem carga oclusal direta no prazo de 2 semanas após a inserção do implante e é considerada principalmente em pacientes parcialmente edêntulos.

- *A restauração precoce não funcional* descreve uma restauração num paciente parcialmente edêntulo efectuada entre 2 semanas e 3 meses.[1]

Osteointegração

O fenómeno da "osseointegração" foi descrito pela primeira vez por Branemark et al. Foi definido como "o contacto direto entre o osso vivo e uma superfície de implante funcionalmente carregada sem tecido mole interposto ao nível do microscópio de luz".

Foi inicialmente descrita como "uma ligação estrutural e funcional direta entre o osso ordenado e vivo e a superfície de um implante de suporte de carga".

Mais tarde, foi-lhe dada uma definição mais clínica como um processo em que a fixação rígida de materiais aloplásticos, clinicamente assintomática, é conseguida e mantida no osso durante a carga funcional.

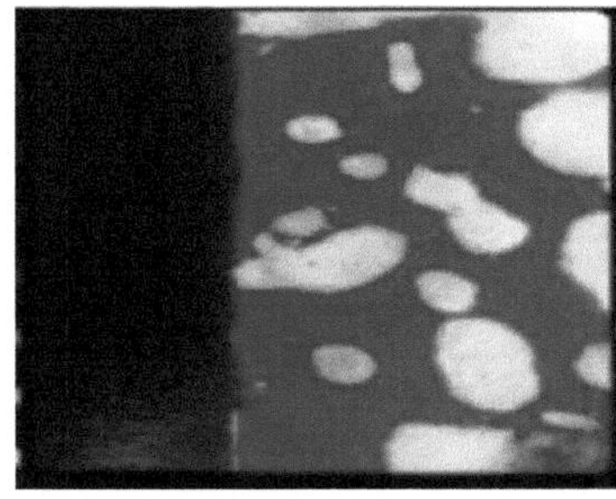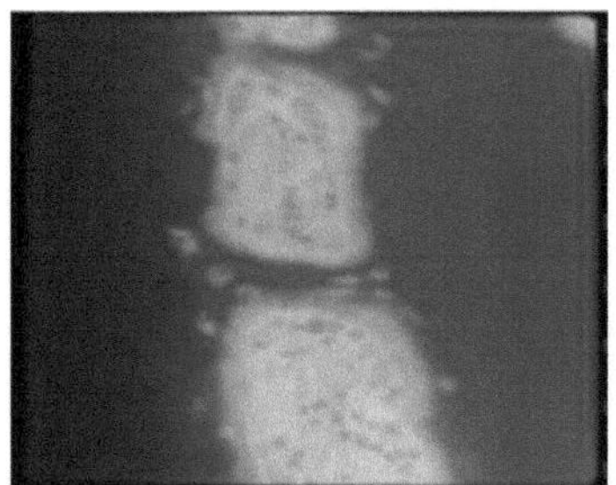

Osteointegração

Osseointegração versus Osseocoalescência

O termo "osseointegração" é comummente utilizado em conjunto com implantes dentários. Infelizmente, os investigadores utilizam frequentemente o termo de forma diferente. O termo tem origem no trabalho de Bra° Nemark com câmaras ósseas de titânio para microscopia intravital na década de 1950. A observação de uma boa interação entre o osso e o metal levou à criação de implantes dentários em titânio. A osseointegração foi originalmente definida como uma relação em que "o osso está em contacto direto com o implante, sem qualquer tecido conjuntivo intermédio". Uma definição revista descreve a interação como uma "ligação estrutural e funcional direta entre o osso vivo ordenado e a superfície de um implante de suporte de carga". De facto, a osseointegração significa que não existe qualquer movimento relativo entre o implante e o osso circundante.[16]

Embora alguns investigadores acreditem que existe uma interação química entre o osso e a superfície dos implantes de titânio, a osseointegração refere-se essencialmente à integração física ou à fixação mecânica de um implante no osso. Ao ter o osso intimamente ligado à superfície, quer macroscopicamente ao nível das roscas dos parafusos, quer microscopicamente ao nível das marcas de máquinas e dos defeitos da superfície, o encravamento proporciona resistência mecânica a forças mecânicas, como o cisalhamento experimentado nos testes de "pull-out" e "torque-out". No entanto, com uma interação puramente física, a interface não seria capaz de suportar nem mesmo forças de tração moderadas.

O termo osseocoalescência foi proposto para se referir especificamente à integração química de implantes no tecido ósseo. O termo aplica-se a materiais reactivos à superfície, como fosfatos de cálcio e vidros bioactivos, que sofrem reacções que levam à ligação química entre o osso e o biomaterial. Com estes materiais, os tecidos coalescem efetivamente com o implante. Um exemplo de evidência qualitativa de ligação química é quando as linhas de fratura se propagam através do implante ou do tecido, mas não ao longo da interface. No que diz respeito à fig , os implantes osseo-calcificados apresentariam resistência a cargas de cisalhamento e de tração. Infelizmente, o termo não foi generalizado e a osseointegração ainda é frequentemente utilizada para descrever as interacções entre os materiais bioactivos e o osso.[4]

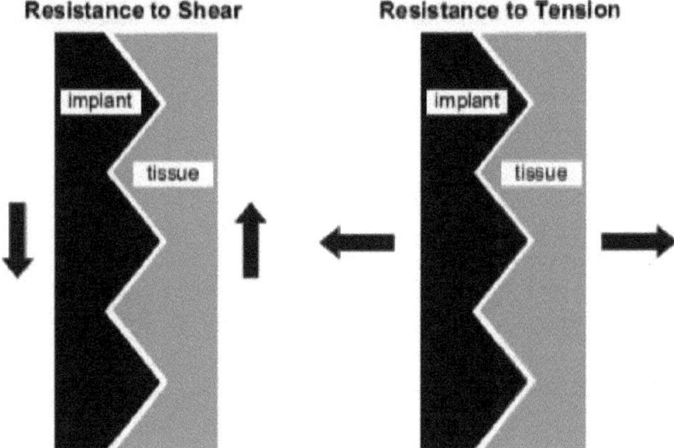

A integração mecânica de um implante no osso proporciona uma boa resistência às forças de cisalhamento, mas uma fraca resistência à tensão.

Osteoindução e sua importância para a cicatrização óssea

Para além das células ósseas diferenciadas, ou seja, osteoblastos, osteoclastos e osteócitos, o osso e os tecidos adjacentes contêm uma série de células menos diferenciadas. Estas células indiferenciadas são de extrema importância para a cicatrização óssea adequada ou para a ancoragem de um implante, uma vez que podem ser recrutadas para formar células osteoprogenitoras e, com o tempo, desenvolver-se em células ósseas diferenciadas. Com o estímulo correto (o agente indutor), uma célula mesenquimatosa indiferenciada pode ser transformada num pré-osteoblasto, um processo que constitui a indução óssea.

ADEQUATE CELLS

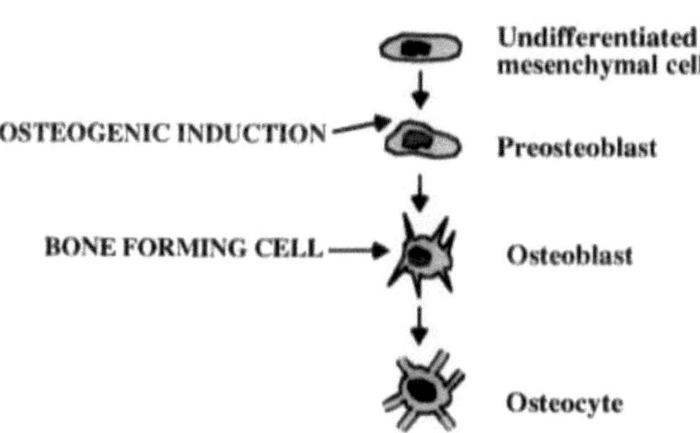

No momento da lesão, as células adequadas para a reparação óssea são diferenciadas e indiferenciadas. A maior parte do osso recém-formado depende das células indiferenciadas que formam os pré-osteoblastos.

Os trabalhos clássicos que descrevem a indução óssea em vários locais hospedeiros foram publicados há muito tempo, tendo estes autores utilizado epitélio da vesícula biliar, extractos alcoólicos de osso e transplantes para músculos ou para a câmara anterior do olho, respetivamente, para demonstrar a formação óssea heterotópica. A forma mais segura de demonstrar se um determinado agente é ou não osteoindutor continua a ser injectá-lo num leito heterotópico, como uma bolsa muscular, e analisar qualquer potencial formação óssea.

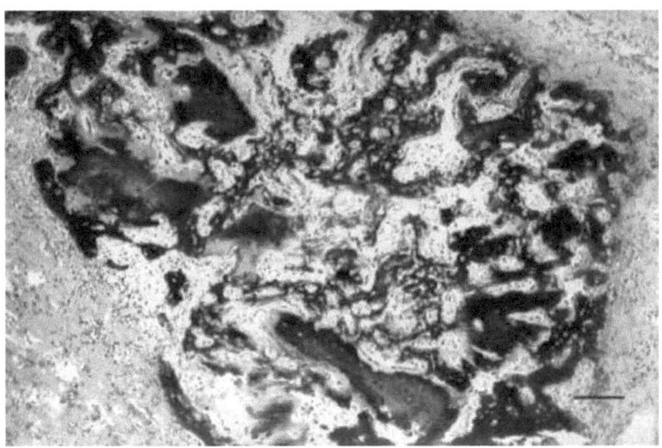

A Bmp-7 induziu a formação óssea 19 dias após a injeção num local subcutâneo, como se viu num rato.

Os agentes indutores também funcionam naturalmente no meio ósseo, mas é difícil diferenciar entre indução óssea e condução óssea num local ortotópico.

A investigação mais moderna sobre a osteoindução remonta à experiência de Urist em meados da década de 1960. O osso desmineralizado foi utilizado como agente osteoindutor. Mais tarde, Urist et al. isolaram uma glicoproteína solúvel chamada BMP como agente indutor. As BMP pertencem à família de factores de crescimento do fator de crescimento transformador (TGF)-b. Existem pelo menos 15 BMP diferentes, das quais a BMP-2 e a BMP-7 parecem ser particularmente interessantes. Até à data, está em curso um grande número de projectos de investigação que envolvem vários tipos de BMP. As BMP são libertadas naturalmente em resposta a traumatismos ou na remodelação óssea e são os únicos agentes indutores conhecidos. No entanto, os estímulos físicos, como o stress ou os tipos de sinais eléctricos aplicados de outra forma, têm sido considerados como influenciando, direta ou indiretamente, a indução óssea

A osteoindução, ou seja, o recrutamento de células imaturas e a estimulação destas células para se desenvolverem em pré-osteoblastos, é um mecanismo biológico básico que ocorre regularmente, por exemplo, na consolidação de fracturas e na incorporação de implantes. Mesmo que os osteoblastos pré-existentes (isto é, antes da lesão) possam ajudar a formar novo osso, é geralmente aceite que essas células pré-existentes apenas contribuem com uma pequena parte do novo osso necessário numa situação de cicatrização de fratura. De acordo com Frost, a inevitável lesão do osso, da medula óssea e dos tecidos moles desencadeia a reparação subsequente, sensibilizando diferentes tipos de células sobreviventes. Simultaneamente, a lesão liberta mensageiros locais, bioquímicos e biofísicos que ajudam as células a responder e que as orientam para responderem de forma adequada. Alguns destes mensageiros orientam a diferenciação e a organização das células, enquanto outros fornecem mitogénios. Esta parte inicial da resposta de cicatrização inclui, portanto, a osteoindução, um processo que começa imediatamente após a lesão e que é muito ativo durante a primeira semana seguinte, embora a ação dos pré-osteoblastos recém-recrutados só seja evidente várias semanas mais tarde, na fase de calo.

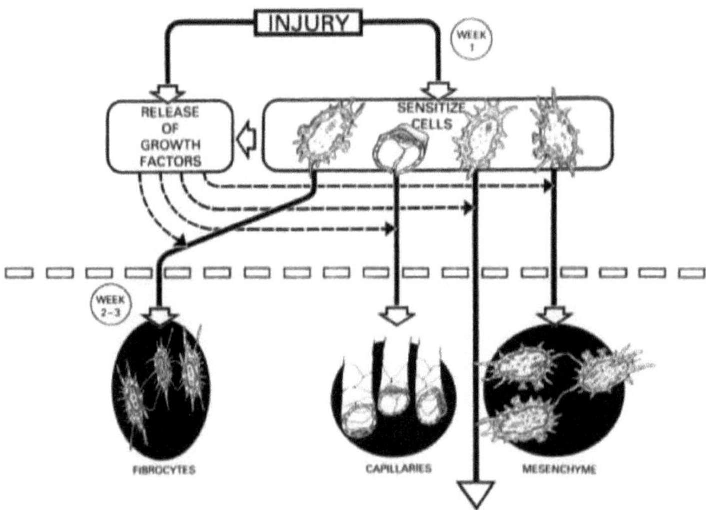

De acordo com a teoria de Frost, a lesão desencadeia uma resposta de cicatrização através da libertação de factores de crescimento e da sensibilização das células. Trata-se de uma resposta de cura primitiva com estimulação de diferentes tipos de células.

Osteocondução e sua importância para a cicatrização óssea

O crescimento ósseo na superfície de um implante depende da ação de células ósseas diferenciadas. Estas células podem ter origem em pré-osteoblastos/osteoblastos pré-existentes que são activados por traumatismos ou em células recrutadas a partir de células mesenquimatosas primitivas por osteoindução. Na prática, a osteocondução depende, portanto, em grande medida, de uma osteoindução prévia. O debate sobre se um determinado biomaterial actua ou não como osteoindutor pode ser ligeiramente académico, uma vez que a lesão na colocação é suficiente para recrutar células ósseas previamente indiferenciadas.

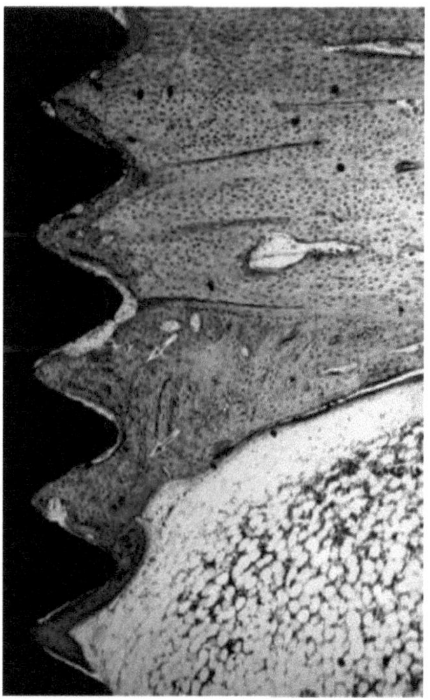

A osteocondução refere-se ao crescimento do osso em direção a um material estranho.

Para a formação óssea, são necessários vários tipos de factores de crescimento ósseo. Além disso, o crescimento ósseo, incluindo a condução óssea, não ocorre sem um fornecimento adequado de sangue. Albrektsson estudou a condução e a remodelação óssea in vivo e chegou à conclusão de que a chamada vascularização total era necessária para a formação óssea. Por isso, não é surpreendente que a ação principal de muitos factores de crescimento seja simultaneamente mitogénica e angiogénica. Os factores de crescimento que, de uma forma ou de outra, regulam o tecido ósseo incluem o fator de crescimento semelhante à insulina (IGF I, II), o fator de crescimento dos fibroblastos (FGF), o TGF-b e o fator de crescimento derivado das plaquetas (PDGF). Os IGF são também designados por somatomedinas. Os factores de crescimento são pequenas proteínas que funcionam como agentes de sinalização para as células.

No entanto, no caso dos implantes, a condução óssea não depende apenas das condições de reparação óssea, mas também do biomaterial utilizado e das suas reacções. A condução óssea não é possível em certos materiais, como o cobre e a prata. No entanto, a condução óssea é observada em biomateriais não considerados ideais do ponto de vista da biocompatibilidade, como o aço inoxidável e, obviamente, em materiais de elevada biocompatibilidade, como o titânio comercialmente puro (c.p.). A condução óssea sobre os implantes pode ser quantificada. Existe uma diferença significativa na quantidade de osso que cresce em materiais aparentemente semelhantes, como o titânio c.p. e o titânio 6-alumínio 4-vanádio. No entanto, as implicações clínicas desta diferença permanecem desconhecidas.

Os implantes orais retirados de pacientes, apesar de permanecerem estáveis, demonstraram que não parece existir uma fixação óssea a 100%. Os implantes osseointegrados em funcionamento demonstram uma densidade óssea interfacial semelhante à do osso em que o implante foi implantado. Mesmo que os implantes osseointegrados em funcionamento a longo prazo mostrem o que parecem ser reacções semelhantes do tecido ósseo, a osseointegração poderá ser alcançada mais rapidamente do que o observado. Esta osseointegração potencialmente acelerada foi indicada por resultados de experiências com revestimento de hidroxiapatite, utilizando implantes desbastados intermédios, após tratamento com oxigénio hipobárico ou utilizando titânio c.p. anodizado com camadas de óxido artificialmente melhoradas. A aceleração da osseointegração pode depender da remoção de condições tecidulares negativas ou da otimização do biomaterial, em vez de um aumento real da taxa de resposta óssea.

A osteoindução, a osteocondução e a osteointegração são fenómenos inter-relacionados, mas não idênticos. A osteoindução faz parte da cicatrização óssea normal e é responsável pela maioria do novo osso formado, por exemplo, após uma fratura ou a inserção de um implante. O próprio implante pode ser osteoindutor, mas isso não é um pré-requisito para a indução óssea. Atualmente, o termo "osteocondução" é geralmente utilizado em conjunto com os implantes. Tanto a osteocondução como a osseointegração dependem não só de factores biológicos, mas também da resposta a um material estranho. A resposta osteocondutora pode ser de curta duração, mas a osteointegração bem sucedida mantém a sua ancoragem óssea durante um longo período.

Brânemark, que introduziu este termo, sugeriu a grafia "osseointegração" em vez de "osteointegração". A osteointegração não é um fenómeno isolado, mas depende de osteoindução e osteocondução prévias. Assim, os materiais que são demasiado tóxicos para permitir a osteocondução também não serão osteointegrados. No entanto, muitos materiais apresentam, pelo menos, alguma ligação óssea, o que tem inspirado os patologistas ósseos a considerar a osteointegração como uma simples reação de corpo estranho, ao passo que os cientistas mais orientados para a clínica têm rejeitado essa perspetiva. Os implantes osseointegrados sofreram um verdadeiro avanço na implantologia oral e craniofacial, produzindo excelentes resultados funcionais, em contraste com os implantes ancorados alternativamente, que geralmente apresentam taxas de sucesso muito fracas. Mesmo que a osteointegração inicial dependa da indução e condução óssea, o termo implica que a ancoragem óssea seja mantida ao longo do tempo. Os desenhos de implantes cilíndricos (sem roscas), as superfícies rugosas pulverizadas por plasma e a sobrecarga representam factores que podem levar a uma falha secundária da osteointegração.

A ultra-estrutura da interface osso-titânio na osseointegração demonstra uma camada amorfa de 20-40 a 500 nm de espessura. Alguns investigadores descreveram colagénio e tecido calcificado nesta zona, enquanto outros não conseguiram verificar estes achados. Esta zona é demasiado estreita para ser vista ao nível da resolução do microscópio ótico. Ao nível do microscópio de luz, o contacto direto com o osso, a osteogénese e a reabsorção óssea ocorrem simultaneamente.

De um ponto de vista puramente biomecânico, Skalak e Zhao demonstraram que quando um orifício ligeiramente mais pequeno do que o diâmetro do implante é preparado para a colocação do implante, a tensão de encaixe aumenta o binário de instalação e a estabilidade inicial pode ser induzida numa magnitude semelhante à observada com implantes rugosos.

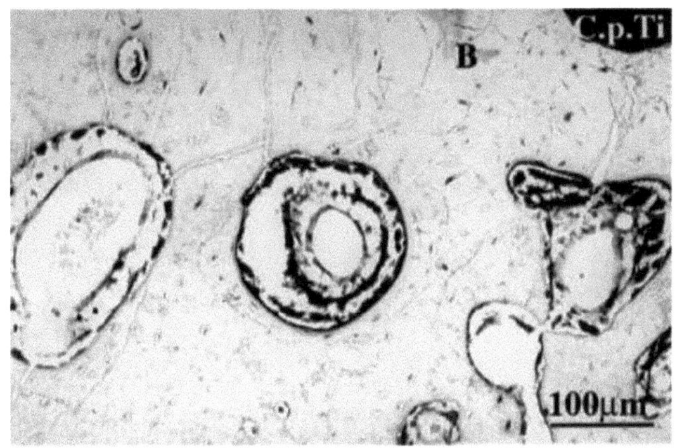

Observa a formação e reabsorção óssea simultâneas na superfície do implante. Os implantes orais retirados de pacientes, apesar de manterem a estabilidade, mostraram que não parece existir uma fixação óssea a 100%. Os implantes recuperados após função clínica até 17 anos mostraram uma média de 70-80% de contacto ósseo com um mínimo absoluto de 60%. Os implantes osseointegrados funcionais demonstram uma densidade óssea interfacial semelhante à do osso no qual o implante foi implantado. Mesmo que os implantes osseointegrados funcionais a longo prazo apresentem o que parecem ser reacções semelhantes do tecido ósseo, a osseointegração poderá ser alcançada mais rapidamente do que o observado. Esta osseointegração potencialmente acelerada foi indicada por resultados de experiências com revestimento de hidroxiapatite, utilizando implantes desbastados intermédios, após tratamento com oxigénio hiperbárico ou utilizando titânio c.p. anodizado com camadas de óxido artificialmente melhoradas. A aceleração da osseointegração pode depender da remoção de condições tecidulares negativas ou da otimização do biomaterial e não de um aumento real da taxa de resposta óssea.

Tem sido dada muito menos atenção à possibilidade de estabelecer a osteointegração na cirurgia ortopédica do que na cirurgia oral e craniofacial. A noção original de que o cimento ósseo polimerizado pode ser histologicamente osseointegrado não foi confirmada em investigações mais recentes. Os cortes histológicos para revelar o verdadeiro contacto osso-implante têm de ser bastante finos (da ordem dos 10-20 □ m) para revelar realmente a osseointegração. As secções mais espessas têm um efeito de sombra que torna impossível afirmar se foi ou não alcançado um verdadeiro contacto ósseo direto. Para além da fraca resolução, esta é a razão pela qual as radiografias comuns têm pouco valor no diagnóstico da osteointegração. A questão é se é realmente possível estabelecer a osteointegração de artroplastias ortopédicas convencionais com a utilização combinada de materiais menos biocompatíveis, calor interfacial devido à cura do cimento ósseo, perfuração ou alargamento sem um agente de arrefecimento e carga demasiado rápida. Sabe-se que um movimento interfacial do implante superior a 150 µm conduz inevitavelmente à formação de tecido mole em vez de osso, por exemplo. Mesmo que seja possível demonstrar um ou dois pontos de contacto ósseo, tal não tem de representar a osteointegração real de todo o implante.

Os implantes do tipo parafuso, inseridos através de uma técnica modificada de minimamente traumatizante, foram osseointegrados de forma convincente, por exemplo, em artroplastias da anca e implantes interfalângicos ou parafusos vertebrais. No entanto, se a osseointegração se tornará ou não um tipo de ancoragem tão importante em ortopedia como em implantologia oral e craniofacial, dependerá dos resultados clínicos a longo prazo deste tipo de ancoragem.

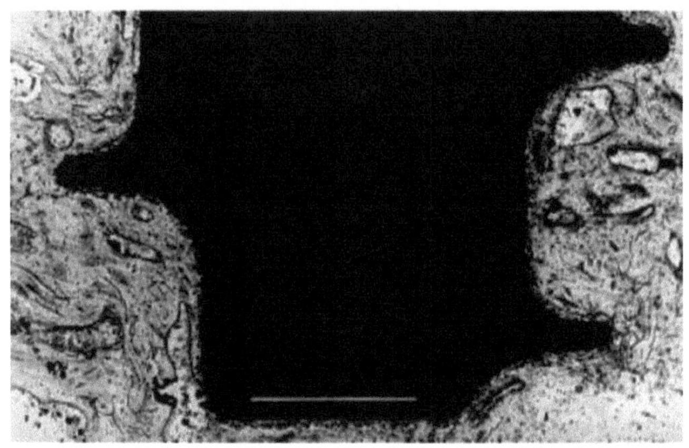

Osteointegração observada num implante de hidroxiapatite num modelo de cabra.

A osteoindução, a osteocondução e a osteointegração são fenómenos inter-relacionados, mas não idênticos. A osteoindução faz parte da cicatrização óssea normal e é responsável pela maioria do novo osso formado, por exemplo, após uma fratura ou a inserção de um implante. O próprio implante pode ser osteoindutor, mas isso não é um pré-requisito para a indução óssea.

Osteocondução é um termo atualmente utilizado em conjunto com implantes. Tanto a osteocondução como a osteointegração dependem não só de factores biológicos, mas também da resposta a um material estranho. A resposta osteocondutora pode ser de curta duração, mas uma osteointegração bem sucedida mantém a sua ancoragem óssea durante um longo período.[16]

A interface tecido-implante

Um dos objectivos da investigação em implantologia é conceber dispositivos que induzam uma integração controlada, guiada e rápida nos tecidos circundantes. Os eventos que levam à integração de um implante e, em última análise, ao sucesso ou fracasso do dispositivo, ocorrem em grande parte na interface tecido-implante. O desenvolvimento desta interface é complexo e envolve inúmeros factores. Estes incluem não só factores relacionados com o implante, como o material, a forma, a topografia e a química da superfície, mas também a carga mecânica, a técnica cirúrgica e as variáveis do doente, como a quantidade e a qualidade do osso. Em contraste com as próteses ortopédicas, que são concebidas para interagir apenas com o osso, os implantes dentários também têm de interagir com o epitélio e o tecido conjuntivo mole submucoso. No entanto, alguns eventos básicos são comuns a todas as interacções tecido-biomaterial.

Após a implantação, ocorrem eventos tanto do lado biológico como do lado dos materiais. De acordo com o "cenário de interface" de Kasemo e Lausmaa , os eventos moleculares primários conduzem a eventos secundários que, em última análise, resultam em respostas específicas das células e dos tecidos. Do lado do implante, os estudos indicam que os eventos electroquímicos têm lugar na superfície do implante e fazem com que o óxido duplique ou triplique a sua espessura. As reacções electroquímicas também levam à incorporação de iões biológicos, tais como iões de cálcio, fósforo e enxofre. Os relatórios sobre a libertação de metais a partir de implantes dentários são escassos quando comparados com os relatórios relacionados com dispositivos ortopédicos.

A literatura ortopédica indica um teor de metal significativamente elevado tanto nos tecidos periprotésicos como no soro e na urina. Num relatório, a análise de tecidos em redor de implantes dentários revelou níveis de titânio até dezenas de ppm imediatamente adjacentes aos dispositivos, mas foram encontrados níveis de fundo dentro de 0,4 mm. Os efeitos a longo prazo do metal permanecem desconhecidos. Apesar de os metais vestigiais serem essenciais para a saúde, podem ser tóxicos ou causar reacções de hipersensibilidade. A presença do substrato altera localmente a organização das moléculas de água, o que pode afetar subsequentemente a adsorção de biomoléculas, que ocorre em milissegundos. Centenas de biomoléculas estão disponíveis nos fluidos corporais para interagir com a superfície. Ocorre então uma cascata complexa e dependente do tempo de eventos que envolvem adsorção, deslocamento e troca, durante a qual moléculas menores e de baixa afinidade podem ser substituídas por espécies maiores com maior afinidade pelo biomaterial. A interação com a superfície pode também alterar a orientação e a conformação das biomoléculas. Acrescenta-se um outro nível de complexidade, na medida em que as inomogeneidades nas superfícies "reais" dos implantes resultarão provavelmente numa distribuição das biomoléculas e das suas propriedades na superfície. Com o tempo, as células encontram uma superfície de implante que foi pré-condicionada com uma variedade de biomoléculas. As células não interagem com uma superfície de biomaterial "nua".

Como já foi referido, o sucesso dos implantes dentários depende da interação com os tecidos moles e duros. A formação de uma barreira de tecido mole peri-implantar é importante para proteger a interface osso-implante de desafios microbiológicos. A falta de um selamento perimucoso também pode levar à migração apical do epitélio e, possivelmente, ao encapsulamento da raiz do implante. Os implantes bem sucedidos apresentam uma mucosa peri-implantar que forma uma barreira semelhante a um manguito e adere ao implante. Entre o epitélio e o osso existe um tecido conjuntivo colagénico. As fibras deste tecido estão alinhadas paralelamente à superfície do implante. Esta interação entre o implante e o tecido mole é análoga à ligação do tecido conjuntivo epitelial e supra-alveolar que existe entre o dente e os tecidos periodontais.

Hermann e colegas determinaram que a dimensão total da profundidade do sulco, a fixação epitelial e a dimensão do tecido conjuntivo permanecem estáveis ao longo do tempo, embora os componentes individuais possam mudar ligeiramente.

Apicalmente, o implante bem sucedido será rodeado por osso. O osso pode ser formado nas superfícies ósseas adjacentes, num fenómeno designado por osteogénese à distância, ou na própria superfície do implante, num fenómeno designado por osteogénese de contacto. No caso da osteogénese à distância, a osteogénese ocorre a partir do osso em direção ao implante, uma vez que as superfícies ósseas fornecem uma população de células osteogénicas que depositam uma nova matriz que se aproxima do implante. No caso da osteogénese de contacto, a osteogénese ocorre na direção oposta ao implante, uma vez que as células osteogénicas são recrutadas para a superfície do implante e começam a segregar matriz óssea. Embora seja provável que ambos os processos ocorram com os implantes, a sua importância relativa pode depender do tipo específico de implante e das suas características de superfície.[4]

Características da superfície

Duas categorias de características da superfície são normalmente citadas como sendo importantes para determinar as respostas dos tecidos. Uma categoria inclui as características topográficas ou morfológicas. A outra categoria inclui as propriedades químicas. Como será discutido, o estudo independente das propriedades topográficas e químicas é confuso porque os métodos utilizados para alterar a morfologia da superfície conduzem frequentemente a alterações na química da superfície. Alguns investigadores incluem as propriedades mecânicas da superfície como sendo importantes.

Isto difere da mecânica interfacial, que se sabe afetar a integração de implantes dentários. Por exemplo, o efeito adverso do micromovimento excessivo é conhecido. No entanto, o papel das propriedades mecânicas da superfície do implante é largamente desconhecido. Uma fraca resistência ao desgaste pode gerar detritos particulados e tensões residuais elevadas podem provocar a libertação de iões metálicos. Ambas podem afetar o comportamento das células e dos tecidos. Na procura de métodos para alterar as características da superfície de modo a melhorar o desempenho do implante, muita atenção tem-se centrado nas alterações da rugosidade e da química da superfície. Estas alterações podem, por exemplo, melhorar a interação com os tecidos duros e moles e reforçar as características para suportar cargas. Como indicado, a interação mecânica entre o osso e as superfícies com textura pode levar à osteointegração e as interacções químicas podem levar à osteocoalescência. O bloqueio mecânico macroscópico pode proporcionar a fixação inicial do implante, dando tempo para as reacções superficiais que conduzem à ligação química.

Topografia da superfície

A simples descrição das superfícies como "rugosas" ou "lisas" não é suficiente. A avaliação quantitativa é importante para comparar superfícies preparadas com diferentes métodos. Conforme revisto por Wennerberg e Albrektsson , estão disponíveis vários métodos para medir a rugosidade da superfície e podem ser calculados mais de 150 parâmetros para caraterizar a topografia da superfície. Os parâmetros podem refletir a altura vertical das características da superfície, o espaço horizontal entre as características ou uma combinação de altura e informação espacial (i.e,

parâmetros híbridos). Muitos relatórios fornecem apenas um parâmetro quantitativo. O parâmetro mais frequentemente indicado é Ra, a média aritmética dos desvios do perfil de rugosidade em relação à linha média. Outros parâmetros que podem ser encontrados com alguma frequência são Rq, que é a média da raiz quadrada média, e Rmax (ou Ry), que é a altura máxima do pico ao vale encontrada durante uma varredura. Os parâmetros tridimensionais podem também

calcula. Por exemplo, Sa representa a média aritmética dos desvios da rugosidade em relação ao plano médio de análise. A natureza tridimensional dos implantes cria outra dificuldade na avaliação da topografia; muitas técnicas profilométricas foram desenvolvidas para superfícies planas, mas não para implantes dentários com rosca. Wennerberg e Albrektsson recomendam a avaliação dos topos, vales e flancos das roscas. É improvável que a comunicação de apenas um parâmetro após o exame de apenas uma região de um implante caracterize adequadamente o dispositivo.

A escala das características da superfície também deve ser considerada. O implante roscado comum em forma de raiz serve como um bom exemplo. O passo da rosca pode ser da ordem dos 1000 mm e a profundidade da rosca da ordem dos 300 mm. No entanto, as células têm 1 a 100 mm e as proteínas têm cerca de 0,001 a 0,01 mm. Dado que as características relevantes da superfície abrangem seis ordens de grandeza, desde a macro-escala à micro-escala e à nano-escala, a avaliação exaustiva da topografia exige diferentes métodos, desde a microscopia ótica de luz às técnicas de sonda de varrimento. A literatura contém provas abundantes dos efeitos das características da superfície à macro e à microescala nas células e nos tecidos. Por exemplo, a microtopografia faz com que as células osteoblásticas segreguem factores que aumentam a diferenciação e alteram as suas respostas a factores osteogénicos, ao mesmo tempo que diminuem a formação e a atividade dos osteoclastos. Embora os estudos in vitro mostrem que os nanomateriais podem afetar as respostas celulares, a influência dos materiais nanoestruturados no comportamento dos tecidos in vivo permanece desconhecida.[4]

Termos como orientação por contacto e rugofilia têm sido utilizados para descrever a interação de células e tecidos com superfícies texturadas. O primeiro refere-se à orientação direcional fornecida por um substrato. Este fenómeno tem sido amplamente estudado em culturas de células, expondo-as a substratos microfabricados com ranhuras de várias dimensões, mas tem também implicações práticas e clínicas. O melhor exemplo é a colocação de sulcos circunferenciais num implante dentário para evitar o crescimento epitelial. Rugofilia significa literalmente "amante da rugosidade". Enquanto alguns tipos de células se acumulam em superfícies lisas, outros, como os macrófagos, preferem superfícies rugosas.[4]

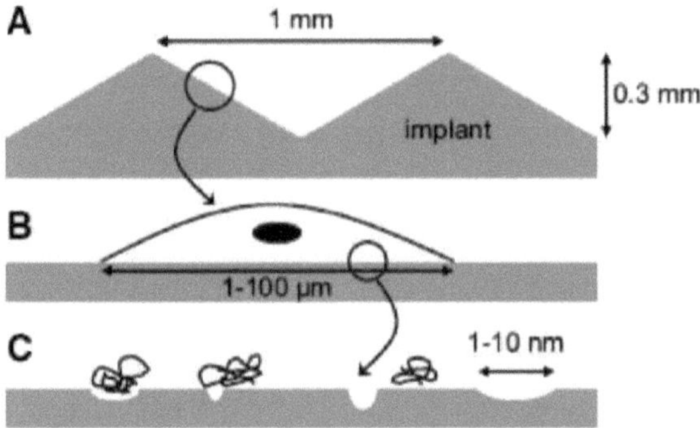

Dimensão e escala das características da superfície em relação à interface tecido-implante.

Os materiais porosos são exemplos de rugosidade superficial extrema. Estes materiais têm sido utilizados para permitir o crescimento de tecidos em implantes para melhorar a integração, particularmente em ortopedia para substituições totais de articulações. Os primeiros trabalhos com cerâmicas bioinertes mostraram que eram necessários poros com dimensões superiores a 100 mm para o crescimento de tecido mineralizado. Os poros na gama de 40 a 100 mm permitiam a formação de osteoide, e apenas o tecido fibroso estava presente em poros de 5 a 15 mm. A importância dos poros superiores a 100 mm também foi

demonstrado para os implantes metálicos. Trabalhos mais recentes com materiais bioactivos indicam que o osso pode crescer em poros mais pequenos e que o tamanho e a densidade de volume das interligações são importantes devido à necessidade de circulação sanguínea e de troca de líquidos extracelulares. Interconexões com 20 mm suportam o crescimento de células e a formação de tecido condroide, mas o osso forma-se quando as interconexões são superiores a 50 mm. Um exame recente por microscopia eletrónica de implantes retirados de seres humanos parece mostrar osso em pequenos poros superficiais com diâmetros de cerca de 2 mm. Estas aparentes discrepâncias confirmam a natureza complexa e multifatorial das interacções tecido-implante.

Química da superfície

O titânio comercialmente puro (cpTi) e a liga Ti-6Al-4V são os materiais de implante dentário mais utilizados, embora estejam a ser desenvolvidas novas ligas contendo nióbio, ferro, molibdénio, manganês e zircónio. Estes materiais dominam devido à sua combinação de propriedades mecânicas e biocompatibilidade. A biocompatibilidade é atribuída à camada de óxido estável, principalmente dióxido de titânio (TiO_2), que espontaneamente

forma-se quando o titânio é exposto ao oxigénio. Esta reação converte o metal de base num material cerâmico que passiva química e eletricamente o implante. Os fabricantes podem também mergulhar os implantes em soluções ácidas para aumentar a formação da película de óxido passivante. Dependendo do método de preparação e esterilização, os implantes de cpTi têm uma espessura de óxido de 2 a 6 nm. Tal como descrito anteriormente, esta superfície do biomaterial interage

com água, iões e numerosas biomoléculas após a implantação. A natureza destas interacções, tais como a hidroxilação da superfície do óxido por adsorção dissociativa de água, a formação de uma dupla camada eléctrica e a adsorção e desnaturação de proteínas, determinam a forma como as células e os tecidos respondem ao implante.[4]

A energia da superfície, a carga da superfície e a composição da superfície são algumas das características físico-químicas que podem ser manipuladas para afetar a interação dos implantes com as células e os tecidos. O tratamento por descarga luminescente é um processo em que os materiais são expostos a gás inerte ionizado, como o árgon. Durante as colisões com o substrato, as espécies de alta energia "esfregam" os contaminantes da superfície, insaturando assim as ligações da superfície e aumentando a energia da superfície. Esta energia de superfície mais elevada influenciará então a adsorção de biomoléculas, o que, por sua vez, afecta o comportamento subsequente das células e dos tecidos. Alguns especulam que as superfícies de alta energia aumentam a adesão dos tecidos. Considerando o papel das interacções electrostáticas em muitos eventos biológicos, foi proposto que as superfícies carregadas favorecem a integração dos tecidos. No entanto, foram registados resultados contraditórios, uma vez que se verificou que tanto as superfícies com carga positiva como negativa facilitam a formação óssea. Os revestimentos de fosfato de cálcio têm sido amplamente investigados devido à sua semelhança química com o mineral ósseo. Embora a sua popularidade tenha aumentado, a sua utilização continua a ser controversa. As preocupações surgiram devido a problemas como a dissolução e a fissuração dos revestimentos, bem como a separação dos revestimentos dos substratos metálicos, uma

fenómeno designado por delaminação .

Controlo da interface do implante ósseo através da seleção e modificação do biomaterial

Estão a ser utilizadas diferentes abordagens para obter os resultados desejados na interface osso-implante. Um biomaterial de implante ideal deve apresentar uma superfície que não perturbe e possa até melhorar os processos gerais de cicatrização óssea, independentemente do local de implantação, da quantidade e da qualidade do osso.

Ito et al classificaram os vários métodos de alteração da rugosidade da superfície como :

FÍSICO-QUÍMICO

MORFOLÓGICO

BIOQUÍMICA

Método físico-químico

Estes métodos referem-se à alteração da energia da superfície, da carga da superfície e da composição da superfície do implante dentário, com o objetivo de aumentar a adesão das células osteogénicas, melhorando assim a interface osso-implante. O método utilizado é o método de descarga luminescente, que aumenta as propriedades de adesão das células. O papel da interação eletrostática em eventos biológicos é principalmente proposto como conducente à integração dos tecidos. Mas, no lado oposto, verificou-se que não ajuda a aderir células/tecidos selectivos nem mostra um aumento da força interfacial osso-implante.

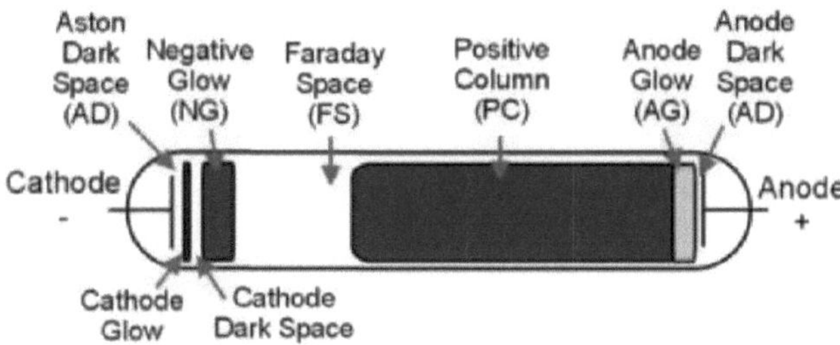

Método de descarga luminescente

Método morfológico

Os métodos morfológicos são aqueles que envolvem a alteração da morfologia e rugosidade da superfície para influenciar a resposta das células e dos tecidos aos implantes.

Em vários estudos realizados em animais, foi demonstrado que o crescimento do osso em superfícies macro-rugosas aumenta a resistência interfacial e ao cisalhamento. Além disso, as superfícies com ranhuras com contornos especiais podem induzir a orientação por contacto. A direção do movimento celular é afetada pela morfologia do substrato. Tem a vantagem adicional de evitar o crescimento epitelial em implantes dentários.

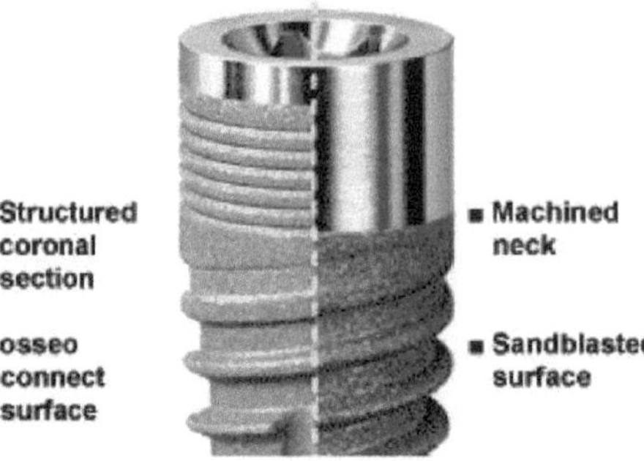

Superfície jato de areia

Método bioquímico

Estes métodos constituem uma alternativa / um complemento aos métodos físico-químicos e morfológicos. Este método procura principalmente utilizar os conhecimentos actuais de biologia e bioquímica da função e diferenciação celular.

O objetivo da modificação bioquímica da superfície é imobilizar proteínas, enzimas/peptídeos em biomateriais para induzir uma resposta específica das células e dos tecidos ou, por outras palavras, controlar a interface tecido-implante com moléculas entregues diretamente na interface.

Existem duas abordagens principais para atingir o objetivo acima referido:

A primeira abordagem visa controlar a interação entre células e biomateriais utilizando moléculas de adesão celular. Uma sequência específica, ou seja, Arg -Gly -Asp, é conhecida como mediadora da ligação das células a várias proteínas do plasma e da matriz extracelular, incluindo a osteopontina, a sialoproteína óssea, a fibronectina, etc. Os investigadores estão a tentar depositar esta sequência específica no implante para modular a interface.

A segunda abordagem diz respeito às biomoléculas com efeitos osteotrópicos comprovados. Moléculas como a interleucina, os factores de crescimento 1 e 2, o fator de crescimento plaquetário, as BMP, etc., são conhecidas por terem este efeito.[5]

Topografia da superfície

A alteração da topografia da superfície produz orientação e guia a locomoção de células especiais e tem a capacidade de afetar diretamente a forma e a função das mesmas. Ao longo dos anos, têm sido dadas várias classificações para descrever a rugosidade das superfícies dos implantes.

- Wennerberg e colaboradores classificaram as superfícies rugosas como :

Minimamente rugoso (0,5-1 µ)

Medianamente áspero (1-2 µ)

Áspero (2-3µ)

- Com base na textura obtida, pode ser classificado como :

Textura côncava: que envolve tratamentos aditivos como revestimento de HA, pulverização por plasma de Ti

Textura convexa: que envolve tratamentos subtractivos como a gravação e o jato de areia.

- Com base na orientação das irregularidades, pode ser :

Superfícies isotópicas: a mesma topografia, independentemente da direção de medição

Superfícies anisotrópicas: direccionalidade clara e diferenças consideráveis na rugosidade.

- As vantagens da rugosidade da superfície são:

Aumenta a área de superfície do implante adjacente ao osso.

Melhora a fixação das células ao osso.

Aumento da presença de osso na interface do implante.

Aumento da interação bioquímica do implante com o osso.

Suaviza

Wennerberg e colaboradores sugeriram que se utilizasse *liso* para descrever pilares, enquanto que os termos *minimamente rugoso* (0,5 a 1 µm), *intermédiamente rugoso* (1 a 2 µm) e *áspero* (2 a 3 µm) seriam utilizados (com exceção de superfícies porosas para superfícies implantadas).No entanto, na maioria dos relatos da literatura, com base na rugosidade média da superfície (Sa), as superfícies com um Sa ≤ 1 µm são consideradas lisas, e aquelas com Sa > 1 µm são descritas como rugosas. O cpTi maquinado (torneado) é uma superfície lisa com um valor Sa de 0,53 a 0,96 µm, dependendo dos protocolos de fabrico, do grau do material e da forma e nitidez das ferramentas de corte. As linhas paralelas circunferenciais de 0,1 μm de profundidade/largura, perpendiculares ao eixo longo do implante, são um achado comum nas superfícies maquinadas. A topografia da superfície pode produzir orientação e guiar a locomoção de tipos específicos de células e tem a capacidade de afetar diretamente a forma e a função das células.[3]

Áspero

O revestimento por projeção de plasma é um dos métodos mais comuns de modificação da superfície. A pulverização por plasma é utilizada para a aplicação de Ti ou HA em núcleos metálicos com uma espessura de revestimento de 10 a 40 μm para Ti105 e de 50 a 70 μm para HA. A espessura depende do tamanho das partículas, da velocidade e do tempo de impacto, da temperatura e da distância entre a ponta do bocal e a área da superfície do implante. O valor da rugosidade da superfície (Ra) para a pulverização de plasma de Ti é de 1,82 μm e para a pulverização de plasma de HA, Ra = 1,59 a 2,94 μm. O jato com partículas de vários diâmetros é outro método frequentemente utilizado para alterar a superfície. Nesta abordagem, a superfície do implante é bombardeada com partículas de óxido de alumínio (Al2O3) ou de óxido de titânio (TiO2) e, por abrasão, é produzida uma superfície rugosa com buracos e depressões irregulares. A rugosidade depende do tamanho das partículas, do tempo de jato, da pressão e da distância da fonte de partículas à superfície do implante. Parece haver uma forte tendência para a rugosidade da superfície aumentar à medida que o tamanho das partículas aumenta. O jato de uma superfície lisa de Ti com partículas de Al2O3 de 25 μm,

75 µm ou 250 µm produz superfícies com valores de rugosidade de 1,16 a 1,20, 1,43 e 1,94 a 2,20, respetivamente. O condicionamento químico é outro processo através do qual a rugosidade da superfície pode ser aumentada. O implante metálico é imerso numa solução ácida, que corrói a sua superfície, criando poços de dimensões e formas específicas. A concentração da solução ácida, o tempo e a temperatura são factores que determinam o resultado do ataque químico e a microestrutura da superfície. Em 1996, foi comercializado um implante cuja superfície foi atacada com uma mistura de ácido clorídrico

A resistência à remoção do torque foi considerada 4 vezes maior com esta superfície gravada com ácido quando comparada com uma superfície maquinada, e num estudo prospetivo multicêntrico

Num estudo em que os implantes foram carregados durante 0 a 36 meses, a taxa de sucesso total foi de 93,7%. Recentemente, foi introduzida uma nova superfície que foi jacteada com grão grosso e gravada com ácido (SLA, Straumann). Esta superfície é produzida através de um processo de jato de grão grosso (250 a 500 µm), seguido de gravação com ácido clorídrico-sulfúrico. A média de Ra para a superfície gravada com ácido é de 1,3 µm, e para a superfície jateada com areia e gravada com ácido, Ra = 2,0 µm. Os valores mais elevados de torque de remoção da superfície jacteada com areia e gravada com ácido, em comparação com a superfície gravada com ácido, e os valores de contacto osso-implante de 60% a 70% fornecem a base para um protocolo de período de cicatrização de 6 semanas para o primeiro tipo de superfície, que está atualmente a ser testado.

Poroso

As superfícies sinterizadas porosas são produzidas quando os pós esféricos de material metálico ou cerâmico se tornam uma massa coerente com o núcleo metálico do corpo do implante. A ausência de arestas vivas é o que distingue estas superfícies das superfícies rugosas. As superfícies porosas são caracterizadas pelo tamanho e forma dos poros, volume e profundidade dos poros, que são afectados pelo tamanho das partículas esféricas e pelas condições de temperatura e pressão da câmara de sinterização. A profundidade dos poros depende do tamanho das partículas *(44* a 150 μm) e da sua concentração por unidade de área, bem como da espessura do revestimento aplicado (normalmente 3.000 μm). A forma dos poros não parece influenciar o resultado biológico, ao passo que o volume dos poros (% de porosidade) tem de equilibrar de forma crítica os pontos de contacto do metal (resistência do revestimento) com a oportunidade de crescimento ósseo. Story e colaboradores referiram que uma diminuição de 9% na porosidade resultou numa diminuição de 12% no crescimento ósseo 12 semanas após a implantação na mandíbula canina, e a topologia do implante, juntamente com a distribuição dos poros, pode influenciar a adaptação do osso trabecular. Os ensaios clínicos de implantes com revestimento poroso demonstraram uma taxa de sobrevivência de 95% aos 4 anos e relataram vantagens do desenho do implante, que incluíam a possibilidade de utilizar comprimentos endósseos mais curtos devido ao aumento de três vezes da área de superfície em comparação com um implante maquinado. No futuro, os implantes com revestimento poroso poderão ser impregnados com factores de crescimento e atuar como veículos de entrega devido ao aumento do volume da superfície.

Química de superfícies

O titânio comercialmente puro e o Ti-6Al -4V são materiais de implantes dentários normalmente utilizados, embora estejam a ser desenvolvidas novas ligas contendo nióbio, ferro, molibdénio, manganês e zircónio.

A superfície do biomaterial interage com água, iões e numerosas biomoléculas após a implantação. A natureza desta interação, como a hidroxilação da superfície de óxido por adsorção dissociativa de água, a formação de uma dupla camada eléctrica e a adsorção e desnaturação de proteínas, determina a forma como as células e os tecidos respondem aos implantes.

Materiais de implantes

Os materiais utilizados para o fabrico de implantes dentários podem ser classificados de duas formas diferentes.

De um ponto de vista químico fundamental, os implantes dentários enquadram-se:

- Metais
- Cerâmica
- Polímeros

Com base no tipo de resposta biológica

- Biotolerante
- Bioinert
- Bioativo

BIOTOLERANTE

São os materiais que não são necessariamente rejeitados quando implantados em tecidos vivos, mas que estão rodeados por uma camada fibrosa sob a forma de uma cápsula.

MATERIAIS BIO-INERTES

Qualquer material que, uma vez colocado no corpo humano, tenha uma interação mínima com o tecido circundante.

EG: aço inoxidável, titânio, alumina, zircónio parcialmente estabilizado e polietileno de peso molecular ultra elevado.

A sua biofuncionalidade assenta na integração dos tecidos através do implante

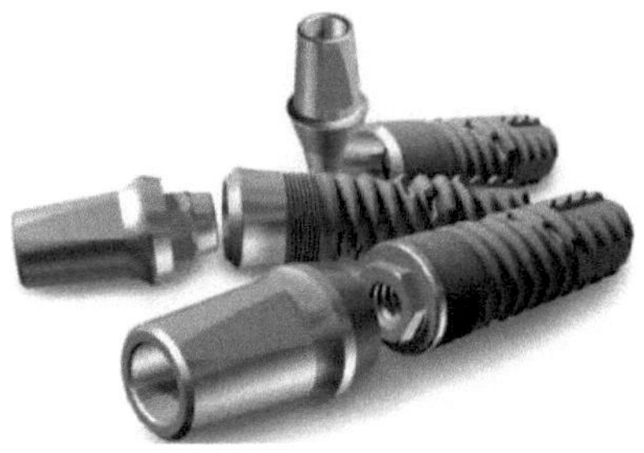

Implantes de titânio

MATERIAIS BIOACTIVOS

Bioativo refere-se a um material que, ao ser colocado no corpo humano, interage com o osso circundante e, em alguns casos, até com os tecidos moles. Isto ocorre através de uma modificação cinética da superfície, dependente do tempo, desencadeada pela sua implantação no osso vivo.

Uma reação de troca iónica entre o implante bioativo e os fluidos corporais circundantes resulta na formação de uma camada de apatite carbonatada biologicamente ativa (CHAp) no implante, que é química e cristalograficamente equivalente à fase mineral do osso. Os principais exemplos destes materiais são a hidroxiapatite sintética [Ca (PO) (OH)], a vitrocerâmica A-W e o bioglass.

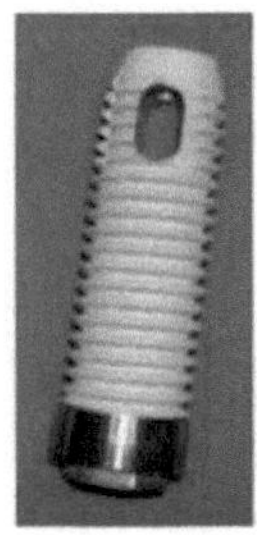

Implantes revestidos a hidroxiapatite

MATERIAIS BIOREABSORVÍVEIS

Bioreabsorvível refere-se a um material que, ao ser colocado no corpo humano, começa a dissolver-se (reabsorvido) e a ser lentamente substituído por tecido avançado (como o osso).

Exemplos comuns: fosfato tricálcico [Ca (PO)] e copolímeros de ácido poliláctico-poliglicólico.

O óxido de cálcio, o carbonato de cálcio e o gesso são outros materiais comuns que têm sido utilizados durante as últimas três décadas

BIOMIMÉTICA

Os biomiméticos são materiais de engenharia de tecidos concebidos para imitar processos biológicos específicos e ajudar a otimizar a resposta curativa/regenerativa do novo microambiente.

Os materiais biotolerantes, bioinertes e bioactivos são todos biocompatíveis e resultam numa resposta previsível do hospedeiro numa aplicação específica. Os diferentes níveis de biocompatibilidade realçam o facto de que nenhum material é completamente aceite pelo ambiente biológico. Assim, para otimizar o desempenho biológico, as estruturas artificiais devem ser seleccionadas de modo a minimizar a resposta biológica negativa, assegurando simultaneamente uma função adequada.[3]

Metais

Os metais para implantes foram seleccionados com base numa série de factores: as suas propriedades biomecânicas; experiência anterior com processamento, tratamento, maquinação e acabamento; e adequação a procedimentos de esterilização comuns. Ocasionalmente, vários metais e ligas metálicas utilizados para o fabrico de implantes dentários produziram reacções adversas nos tecidos,

e as suas baixas taxas de sucesso prejudicaram a aplicação clínica a longo prazo. Muitos dos metais e ligas (ouro, aço inoxidável, cobalto-crómio) estão agora obsoletos na indústria de implantes orais. O titânio (Ti) e as suas ligas (principalmente Ti-6Al-4V) tornaram-se os metais de eleição para as partes endósseas dos implantes dentários atualmente disponíveis. No entanto, as próteses

Os componentes do sistema de prótese, incluindo parafusos de pilar, pilares, cilindros, parafusos protéticos e vários acessórios, continuam a ser fabricados em ligas de ouro, aço inoxidável e ligas de cobalto-crómio e níquel-crómio. Consequentemente, existe a possibilidade de se desenvolver uma ação galvânica entre superfícies metálicas diferentes, com possíveis efeitos sobre a eletroquímica

O titânio interage com os fluidos biológicos através da sua camada de óxido estável, que constitui a base da sua excecional biocompatibilidade. Quando exposto ao ar, o Ti forma uma camada de óxido imediatamente (10-9 segundos) que atinge uma espessura de 2 a 10 nm em 1 segundo e proporciona resistência à corrosão. Devido à

Devido à sua elevada passividade, espessura controlada, formação rápida, capacidade de reparação em caso de danos, resistência ao ataque químico, atividade catalítica para várias reacções químicas e módulo de elasticidade compatível com o do osso de óxido de titânio, o Ti é o material de eleição para aplicações intra-ósseas. A composição estequiométrica do titânio comercialmente puro (cpTi) permite a sua classificação em 4 graus que variam principalmente no teor de oxigénio, sendo o grau 4 o que tem mais (0,4%) e o grau 1 o que tem menos (0,18%).31 Embora as propriedades do óxido não sejam afectadas, existem diferenças mecânicas entre os diferentes graus devido principalmente aos contaminantes que estão presentes em quantidades ínfimas. Também foram detectados vestígios de outros elementos, como o azoto, o carbono, o hidrogénio e o ferro, que foram adicionados para estabilizar ou melhorar as propriedades mecânicas e físico-químicas. O ferro é adicionado para resistência à corrosão e o alumínio é adicionado para

O vanádio actua como um absorvente de alumínio para evitar a corrosão. O estado da camada de óxido, nomeadamente a sua pureza química e a limpeza da superfície, é de extrema importância para o resultado biológico da osteointegração. No entanto, tem sido referido na literatura o efeito da contaminação da superfície do implante na resposta celular e na morfologia celular, em resultado do processo de produção ou dos procedimentos de esterilização.

Cerâmica

Os materiais cerâmicos utilizados no domínio da implantologia podem ser bioinertes ou bioactivos. A hidroxiapatite $(Ca10(PO4)6(OH)2)$ (HA), o fosfato tricálcico $(Ca3(PO4)2)$ e as bioglasses são algumas das cerâmicas bioactivas mais utilizadas, que possivelmente

As cerâmicas podem constituir todo o implante, ou podem ser aplicadas sob a forma de revestimento sobre um núcleo metálico. A baixa resistência à flexão e os vários graus de dissolução/solubilidade de um implante de cerâmica pura fazem do revestimento a aplicação de eleição no campo da implantologia dentária. Os revestimentos podem ser densos ou porosos, dependendo da composição química do material de base e do revestimento método utilizado. O objetivo é conseguir uma forte aderência entre o revestimento e o núcleo metálico, que é capaz de suportar a carga funcional e evitar a fragmentação. A prensagem isostática a quente (P = 1.000 bar, T = 750°C) resulta na formação de revestimentos de HA altamente densos com uma rugosidade de superfície (Ra) de 0,7 μm e uma força de ligação > 62 MPa. A mineralização induzida pela superfície (SIM) resulta nas mesmas características de superfície que a técnica de pulverização por plasma, mas pode proporcionar uma ligação mais forte entre o revestimento e o substrato. A cristalinidade também é afetada pelas condições de calor e pressão do ambiente do revestimento. Lacefield referiu que a HA pulverizada por plasma tem uma cristalinidade

de 60% a 70%, que pode aumentar com o tratamento térmico, embora tenham sido observados valores de 30% a 66% para a natureza cristalina. A cristalinidade está diretamente relacionada com a taxa de dissolução, sendo os revestimentos mais densos e mais cristalinos os menos dissolvíveis. Os revestimentos de hidroxiapatite são constituídos por 2 fases: a fase amorfa e a fase cristalina

fase. Gross e colegas avaliaram a fase cristalina dos revestimentos de HA em 5 implantes dentários disponíveis no mercado e descobriram que as diferenças dependiam de vários factores. A dissipação de calor das partículas fundidas através do núcleo metálico do implante afectou a espessura da fase amorfa e cristalina, bem como a forma e a localização das áreas cristalinas. O desenho macroscópico do implante também desempenha um papel na espessura e na qualidade da fase cristalina, com a região das roscas e do colarinho a apresentar 75% a 80% de cristalinidade, enquanto as porções apicais relacionadas com os orifícios apicais atingiram um nível de 100% de fase cristalina. A temperatura do processo de pulverização e a composição química da massa fundida são factores igualmente importantes para o resultado final.

pelo bocal são variáveis adicionais que podem influenciar a qualidade da camada de revestimento entre diferentes fornecedores. As variações no rácio da fase amorfa/cristalina e a composição real do revestimento podem exigir a descrição da biocerâmica aplicada como um revestimento de fosfato de cálcio em vez de um revestimento de HA. A espessura do revestimento é normalmente de 50 a 70 µm com a tecnologia de pulverização por plasma, mas pode variar entre 1 e 100 µm, dependendo do método de revestimento. Algumas das preocupações associadas aos implantes revestidos com HA foram analisadas por Biesbrock e Edgerton e incluíam a adesão microbiana, a rutura óssea e a falha do revestimento. No entanto, os autores sugeriram que, nos casos em que é necessário um contacto mais rápido e melhorado entre os implantes e o osso, como em osso tipo IV, locais de enxerto ósseo ou quando são indicados implantes curtos,

Os implantes revestidos com HA podem ser preferíveis.

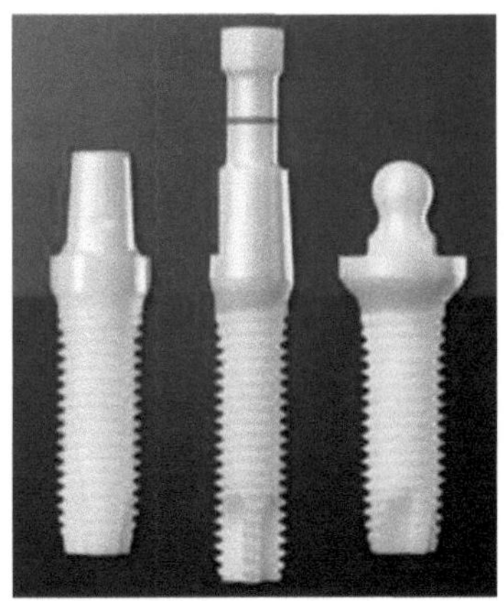

Caulier e colaboradores verificaram um melhor desempenho com implantes revestidos com fosfato de cálcio roscado colocados em osso trabecular menos mineralizado, embora a espessura do revestimento tenha diminuído ao longo do tempo. Embora o sucesso clínico dos implantes revestidos com HA tenha sido reportado como sendo de 97,8% aos 6 anos, existem várias preocupações associadas à sua utilização. A degradação dos revestimentos cerâmicos tem sido um ponto de controvérsia, tendo sido expressas preocupações quanto à sua estabilidade e sucesso a longo prazo. Num estudo comparativo realizado por Vercaigne e colaboradores, verificou-se que

a composição química do revestimento de HA tem uma influência mais profunda na reação óssea do que a rugosidade da superfície do implante, embora tenham sido observados sinais de degradação do revestimento. A fase vítrea dos revestimentos de HA permanece inalterada após a implantação, enquanto a cristalização progride dentro da massa da fase cristalina. Durante este processo,

O carregamento de implantes revestidos com HA demonstrou afetar a taxa de reabsorção e o padrão do revestimento. Overgaard e colegas demonstraram que a área de superfície e o volume do revestimento de HA em implantes imobilizados foram reduzidos em 53% e 67%,

respetivamente, às 16 semanas, enquanto os valores correspondentes para os implantes carregados foram de 83% e 87%.

Polímeros

Uma variedade de polímeros, incluindo poliuretano de peso molecular ultra-elevado, fibras de poliamida, resina de polimetilmetacrilato, politetrafluoroetileno e poliuretano, tem sido utilizada como material de implante dentário. Esperava-se que a sua flexibilidade imitasse o micromovimento do ligamento periodontal e possivelmente permitisse a ligação com o ligamento natural.

dentes. No entanto, a capacidade de os implantes flexíveis transferirem a tensão de forma mais favorável para o osso

O material de revestimento foi comparado com implantes rígidos, não tendo sido encontradas diferenças estatísticas. As propriedades mecânicas inferiores, a falta de adesão aos tecidos vivos e as reacções imunológicas adversas eliminaram a aplicação destes materiais como camada de revestimento,

os materiais poliméricos estão limitados ao fabrico de componentes de absorção de choques incorporados nas infra-estruturas suportadas pelos implantes.[1]

Titânio

O titânio é um metal que apresenta baixo peso molecular, alta relação str/wt, baixo módulo de elasticidade, excelente resistência à corrosão, excelente biocompatibilidade, fácil moldagem e acabamento. Devido a estas propriedades é mais utilizado em implantodontia como titânio comercialmente puro (cp Ti) ou como liga (Ti-6Al-4V) - composta por 90% Ti, 6% Al, 4%V.

A elevada biocompatibilidade do Ti como material de implante está relacionada com as propriedades do óxido da sua superfície. No ar ou na água, o Ti forma rapidamente uma espessura de óxido de 3 -5nm à temperatura ambiente no espaço de um milésimo de segundo. O óxido de Ti passiva-se em contacto com o ar à temperatura ambiente e com os fluidos normais dos tecidos. Na presença de movimento interfacial ou de condições ambientais adversas, esta condição de superfície passivada (oxidada) minimiza os fenómenos de biocorrosão.

Devido à sua elevada passividade, espessura controlada, capacidade de reparação em caso de danos, resistência ao ataque químico, atividade catalítica para uma série de reacções químicas e módulo de elasticidade compatível com o osso, é utilizado em implantologia intra-óssea.

O titânio foi selecionado como biomaterial de eleição devido à sua natureza inerte e biocompatível, aliada a uma excelente resistência à corrosão.

Outros metais, como o ouro, o aço inoxidável, o cobalto-crómio e as ligas de níquel-crómio, continuam a ser utilizados para fabricar componentes protéticos dos implantes, incluindo parafusos de pilar, cilindros, etc. No entanto, existe a possibilidade de se desenvolver uma ação galvânica entre metais diferentes, com possíveis efeitos de corrosão eletroquímica, oxidação e desencadeamento de dor.

Em Ti de grau 5, ou seja, Ti6Al4V,

O ferro melhora a resistência à corrosão
O alumínio diminui a densidade, o peso específico e aumenta a resistência e o módulo de elasticidade O vanádio actua como um absorvente de Al para evitar a corrosão, aumenta a dureza e diminui a condutividade térmica.

Liga de titânio versos titânio comercialmente puro

Lincks et al. observaram em culturas de células que as células semelhantes a osteoblastos respondiam de forma diferente em placas de cpTi e Ti6Al4V.

O mosaicismo dos componentes da liga resultaria numa química de superfície mais complexa. Estes autores[19] teorizaram que os iões libertados por estas superfícies teriam um efeito negativo na adesão das células e poderiam prejudicar a formação óssea. O cpTi tem maior probabilidade de otimizar a diferenciação osteoblástica e de se ligar mais fortemente ao osso do que a liga.

Os implantes de cpTi foram significativamente mais estáveis tendo em conta a BIC e as forças de remoção de torque em vários estudos efectuados.

A principal utilização do Ti6Al4V na indústria está relacionada com as vantagens mecânicas sobre o cpTi. A liga é 4 vezes mais forte do que o cpTi de grau 2.

Uma vez que os valores de BIC e de torque reverso são semelhantes antes da carga, a liga é frequentemente utilizada para diminuir as complicações da fratura do componente e/ou do corpo do implante ou o desgaste das características anti-rotacionais do pilar, que aumentam o risco de afrouxamento do parafuso.

Imediatamente após a sua exposição ao ar, o Ti forma uma camada de óxido sobre a superfície que desempenha um papel importante na resistência à corrosão, biocompatibilidade e osteointegração.

Esta é a razão pela qual ambos têm valores BIC semelhantes.

SUPERFÍCIES DE IMPLANTES

Superfícies torneadas:

Estas são as superfícies mais utilizadas no passado. São também designadas por superfícies maquinadas ou lisas.

Refere-se às superfícies em que apenas é feita a descontaminação após o processo de torneamento. A observação microscópica revela a presença de uma ligeira rugosidade devido aos sulcos e cristas produzidos durante o processo de torneamento. Por isso, o termo liso é pouco utilizado atualmente. Uma das principais características é o facto de ser possível observar a osteogénese à distância.

Foram propostas modificações para alterar as características da superfície de torneada para rugosa, para melhorar a estabilização do implante e para aumentar a área da superfície. A interação da superfície com o meio de cultura e o soro parece afetar diretamente a fixação dos osteoblastos e a sua subsequente proliferação e diferenciação, bem como influenciar a produção de reguladores celulares locais, como o fator de crescimento transformador e as prostaglandinas. A rugosidade ideal para uma superfície torneada foi sugerida como sendo de 0,9-1,3 μ .

Na preparação de superfícies modificadas, têm sido utilizados métodos aditivos (por exemplo: pulverização por plasma, revestimento HA) ou métodos subtractivos (jato de areia, decapagem com ácido). O tipo ótimo de superfície está ainda por definir.[2]

Outro estudo mostrou a rugosidade na faixa de 4,0 μ; observou-se que a proliferação osteoblástica foi reduzida, mas não bloqueada, a diferenciação fenotípica foi aumentada e as células em superfície mais lisa apresentaram perda de um fenótipo osteoblástico diferenciado.

O cpTi maquinado é considerado uma superfície lisa com um valor Sa de 0,53-0,96μ , dependendo dos protocolos de fabrico, do grau do material e da forma e nitidez das ferramentas de corte.

Os valores médios da rugosidade parecem ser úteis apenas como referência, e outros factores, como a molhabilidade e a energia livre, foram estudados para clarificar as suas influências na formação óssea, juntamente com a rugosidade média.

Superfícies jateadas com areia

O jato de areia sobre o núcleo metálico com agentes abrasivos cria estas superfícies modificadas. Este processo é influenciado pelo número e velocidade de rotações a que o implante é submetido, bem como pela pressão e tamanho das partículas utilizadas. A rugosidade do implante dentário depende do tamanho das partículas, do tempo de jato, da pressão e da distância entre a fonte de partículas e a superfície do implante.

O objetivo é aumentar a irregularidade da superfície do implante.

Vantagens :

- Permite a adesão, a proliferação e a diferenciação dos osteoblastos.
- Os fibroblastos aderem à superfície com dificuldade, limitando assim a proliferação de tecidos moles e aumentando a formação óssea.
- Remove também os contaminantes da superfície e aumenta a reatividade da superfície do metal.
- Observa-se que as células localizadas nas superfícies mais ásperas permanecem durante mais tempo em estado proliferativo antes de se diferenciarem.[5]

As amostras jateadas apresentam a maior variabilidade no aspeto da superfície, o que pode dever-se a um ciclo de renovação inadequado das partículas usadas, uma vez que estas podem partir-se após a utilização; estes fragmentos podem ser reutilizados em vez de serem deitados fora após uma única passagem.

1. Piatetelli et al realizaram um estudo para comparar o contacto osso-implante de implantes torneados e de superfícies jacteadas com partículas de Al2O3. O BIC foi mais elevado nas superfícies jacteadas do que nas superfícies torneadas.[17]

As propriedades geométricas da superfície parecem influenciar os componentes do citoesqueleto celular envolvidos na locomoção e no espalhamento das células.

Afecta as características de molhabilidade do sólido, o que tem um efeito na configuração e conformação das proteínas depositadas na superfície do implante, o que é importante para a adesão.

Menor perda de osso coronal para implantes jacteados e gravados, o que resulta em propriedades osteocondutoras mais elevadas.

2. Num estudo realizado por Wennerberg et al, o BIC de implantes torneados foi comparado com implantes jacteados com partículas de óxido de alumínio de diferentes rugosidades.

Verificou-se que todas as superfícies jateadas apresentavam um melhor BIC do que as superfícies torneadas. Foi encontrada uma maior percentagem de osso em contacto próximo com as superfícies dos implantes nos locais onde foram colocadas partículas de 75 µ.

As superfícies maquinadas mostraram um crescimento implantopetal; os implantes jateados mostraram um crescimento implantofugal do osso.[12]

Efeito no processo de cicatrização óssea...

Os procedimentos de jateamento deixam partículas residuais na superfície do implante, o que pode modificar o processo de cicatrização óssea. Alguns autores acreditam que a presença de partículas de Al2O3 remanescentes pode ser benéfica para a osseointegração, catalisando este processo, enquanto outros autores acreditam que os iões de alumínio podem prejudicar a formação óssea por uma possível ação competitiva com o cálcio. No entanto, num estudo realizado para descrever os efeitos do Al2O3 residual nas superfícies dos implantes na integração das superfícies de titânio, não se verificaram diferenças significativas nos valores de BIC, quantificação de células multinucleadas ou osteoclastos em contacto com a superfície do implante ou a 3 mm da superfície do implante.[5]

Foram também testadas alternativas à decapagem com partículas de óxido de alumínio. O jato de uma superfície com dióxido de titânio foi proposto para promover uma modificação no implante, utilizando um componente da camada de óxido formada naturalmente à volta dos implantes. Em vários estudos realizados para comparar superfícies jacteadas com óxido de alumínio e superfícies jacteadas com óxido de titânio, verificou-se que não existiam diferenças estatisticamente significativas. No entanto, os implantes jateados com óxido de titânio apresentaram uma força de remoção de torque e um BIC estatisticamente mais elevados quando comparados com implantes torneados.

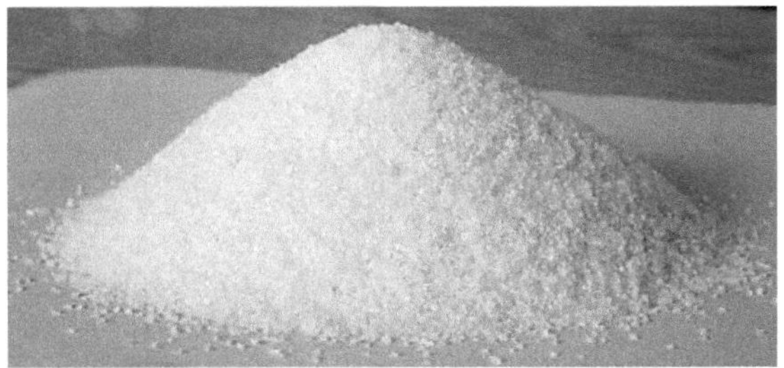

O óxido de alumínio é utilizado em vários tamanhos de grão para jato de areia

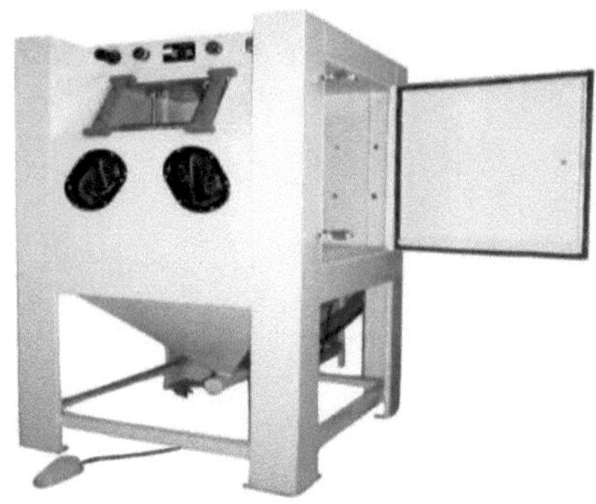

Máquina de jato de areia

Também foram propostas modificações nas superfícies de óxido de zircónio para melhorar a interface implante - osso. Os implantes com superfícies modificadas foram investigados em macacos. Os implantes de óxido de zircónio jateados com areia foram comparados com implantes de óxido de titânio jateados com areia. Os valores da interface osso-implante corresponderam a 67,4% e 72,9%, respetivamente. No entanto, verificou-se que estas diferenças não eram estatisticamente significativas.

Superfícies porosas

As superfícies porosas são produzidas quando os pós esféricos de material metálico ou cerâmico se tornam uma massa coerente com o núcleo metálico do corpo do implante. A ausência de arestas vivas é o que as distingue das superfícies rugosas.

Caracteriza-se pelo tamanho e forma dos poros, volume e profundidade dos poros, que são afectados pelo tamanho das partículas esféricas e pelas condições de temperatura e pressão da câmara de sinterização. Story e colaboradores referiram que uma diminuição de 9% na porosidade resultou numa diminuição de 12% no crescimento ósseo às 12 semanas após a implantação na mandíbula canina e que a topologia do implante, juntamente com a distribuição dos poros, pode influenciar a adaptação do osso trabecular.Os ensaios clínicos de implantes com revestimento poroso demonstraram uma taxa de sobrevivência de 95% aos 4 anos e referiram as vantagens do desenho do implante, que incluíam a possibilidade de utilizar implantes endósseos mais curtos devido ao aumento de três vezes da área de superfície em comparação com o implante maquinado.[3] No futuro, os implantes com revestimento poroso poderão ser impregnados com factores de crescimento e atuar como veículos de entrega devido ao aumento do volume da superfície:

Observa uma interface 3D segura e interligada com o osso.

Remodelação previsível e mínima da crista óssea.

Tempo de cura curto.

Proporciona espaço e volume para a migração e fixação das células, apoiando assim a osteogénese de contacto.

Superfícies jateadas com areia e gravadas com ácido

Na década de 1990, o estudo de uma superfície modificada resultante de jato de areia (para produzir uma macrotextura) seguido de ataque ácido (para produzir uma microtextura final) apresentou resultados promissores. A superfície resultante era constituída por lacunas e orifícios uniformemente dispersos e parecia ser ligeiramente menos rugosa do que a superfície pulverizada com plasma, que apresentava uma textura profundamente irregular que proporcionava um ambiente menos favorável à disseminação das células.

Foi efectuado um estudo comparativo entre as superfícies jacteadas com areia e gravadas com ácido e as superfícies gravadas com ácido em porcos miniatura. Até aos 3 meses, os implantes com superfícies jacteadas e gravadas com ácido apresentaram valores de remoção de torque significativamente elevados, que foram 75% a 125% superiores aos observados nos locais gravados com ácido. Num modelo de cão, Abrahamsson et al. avaliaram o padrão de formação óssea em superfícies jateadas, gravadas com ácido e torneadas. Os valores de BIC foram significativamente mais elevados em locais jacteados e condicionados com ácido do que em superfícies torneadas 1,2,4,6,8,12 semanas após a colocação do implante. A maioria dos dados foi apresentada sob a forma de gráfico, sem valores numéricos correspondentes; no entanto, na décima segunda semana, o BIC era de aproximadamente 60% nos implantes jacteados e condicionados com ácido e de aproximadamente 40% nos implantes torneados. Os autores concluíram que a taxa e o grau de osseointegração são superiores nos implantes jateados e condicionados com ácido.

Os implantes jateados com areia e gravados com ácido tendem a promover um maior contacto ósseo em momentos anteriores, em comparação com os implantes revestidos e pulverizados com plasma. Esta conclusão foi retirada de um estudo com cães em que a superfície de teste foi preparada por jato de areia com partículas de corindo de 250 μ a 500 μ e o condicionamento ácido foi efectuado com HCl e ácido sulfúrico. As análises histológicas foram efectuadas 3 meses após a colocação do implante (3 meses de cicatrização), 3 meses após a carga (6 meses de cicatrização) e 12 meses após a carga (15 meses de cicatrização). Os implantes jacteados com areia e gravados com ácido tinham uma percentagem significativamente mais elevada de BIC do que os implantes pulverizados com plasma após 3 meses de cicatrização (72,33% e 52,15%, respetivamente). Não foram observadas diferenças após 6 meses de cicatrização nos locais jacteados e gravados com ácido do que nos locais pulverizados com plasma (71,68% e 58,88%, respetivamente). As superfícies jateadas com areia e gravadas com ácido também apresentam melhores propriedades osteocondutoras e uma maior capacidade de induzir a proliferação celular do que as superfícies pulverizadas com plasma.[1]

Nos maxilares de porcos miniatura, os valores de torque de remoção foram avaliados em superfícies jateadas e condicionadas com ácido (jateadas com partículas de 0,25-0,50 μ e condicionadas com ácido clorídrico e ácido sulfúrico) (rugosidade da superfície = 2,0 μ), pulverizadas com plasma (rugosidade da superfície = 3,1μ) e torneadas (rugosidade da superfície = 0,15μ), após 4, 8 e 12 semanas de cicatrização. Os valores nos implantes jacteados e gravados com ácido (valores entre 1,31 e 1,43 Ncm) e pulverizados com plasma (valores entre 1,14 e 1,54 Ncm) foram significativamente mais elevados estatisticamente do que os implantes torneados (valores entre 0,15 e 0,26 Ncm). Os valores entre os locais jacteados com areia e os locais gravados com ácido e pulverizados com plasma não foram estatisticamente significativos.

A análise de implantes jacteados e condicionados com ácido em humanos foi realizada em estudos através da análise de implantes recuperados de pacientes. Num relato de caso, um implante foi inserido no osso palatino do maxilar de um paciente como ancoragem para tratamento ortodôntico, e 6 meses depois o implante foi recuperado; o BIC foi de 76,6%. Noutro relato de caso, um implante foi removido após 40 meses de função, devido a uma fratura do parafuso do pilar, e observou-se um valor de BIC de 75,4%.

Alguns autores sugerem que, em casos de pacientes saudáveis com volume ósseo suficiente e de pacientes com boa qualidade óssea (classes I a III), os implantes jacteados e condicionados com ácido podem ser restaurados após aproximadamente 6 semanas de cicatrização, com uma elevada previsibilidade de sucesso. Naturalmente, também é referido que a carga imediata após a inserção do implante é possível, com uma vasta gama de implantes e condições de superfície.

O jato de areia pode ser efectuado utilizando diferentes partículas abrasivas. Por exemplo, a superfície obtida por decapagem ácida e jato de areia com partículas de óxido de zircónio favorece uma melhor deposição óssea em comparação com as superfícies pulverizadas e torneadas por plasma.

Noutra situação, a resposta dos osteoblastos a superfícies gravadas com ácido e jato de areia preparadas com partículas de alumina ou zircónia foi comparada com superfícies pulverizadas com plasma e torneadas. A decapagem com alumina foi efectuada com partículas de 100 μ e 150 μ e a decapagem com zircónia foi efectuada com partículas de 60 μ e 120 μ. Os melhores padrões de crescimento e diferenciação foram obtidos em superfícies micro rugosas jateadas com partículas de zircónia de 60 μ, que neste estudo foram também a superfície mais limpa, sem resíduos tóxicos contaminantes. Os autores sugeriram que a profundidade e a distribuição das irregularidades, a morfologia da cavidade e a presença de elementos contaminantes derivados dos procedimentos de tratamento parecem desempenhar um papel importante no comportamento das células.

Foi proposto um método específico para produzir implantes jateados com HA - o material de jateamento reabsorvível. A base de titânio é submetida a jato de areia, seguido de um procedimento de passivação para remover o fosfato de cálcio e, finalmente, limpeza. O material de jateamento é reabsorvido durante esses processos, produzindo uma superfície de óxido de titânio puro e livre de contaminantes. Numa comparação efectuada em coelhos, 8 semanas após a implantação, o valor BIC na superfície modificada (62,3%) (rugosidade da superfície=2,14µ) foi significativamente superior aos 51% observados na superfície torneada (rugosidade da superfície=0,78µ). Num estudo de acompanhamento de 50 meses, foram colocados 1077 implantes em 348 pacientes, resultando numa taxa de sucesso de 99,3% na mandíbula e de 100% na maxila.

Superfícies anodizadas

O processo de oxidação tem sido utilizado em implantes dentários para alterar as características da camada de óxido e, consequentemente, para melhorar a biocompatibilidade da superfície. A vantagem é modificar a superfície sem depositar partículas de grão. As superfícies anodizadas são preparadas através da aplicação de uma tensão à amostra de titânio imersa num eletrólito. A superfície resultante apresenta microporos de diâmetros variáveis e demonstra ausência de citotoxicidade; além disso, a fixação e a proliferação das células são melhoradas em comparação com as superfícies torneadas.

O binário de remoção de superfícies anodizadas com diferentes espessuras de óxido (espessura de óxido de aproximadamente 200, 600, 800 ou 1000 nm; rugosidade da superfície variando de 0,96-1,03 μ) também foi investigado em comparação com implantes torneados (espessura de óxido de 17,4 nm; rugosidade da superfície = 0,83 μ).Seis semanas após a colocação do implante em tíbias de coelho, os valores obtidos (11,3, 12, 12,9 N-cm respetivamente) em locais anodizados foram significativamente mais elevados do que os relatados para os locais torneados (valores de torque de remoção de 7,5 Ncm). No entanto, em tíbias de coelhos, foram inseridos implantes de titânio anodizados, anodizados e tratados hidrotermicamente, e torneados. Seis e 12 semanas após a implantação, os valores BIC e a força de torque de remoção não foram estatisticamente diferentes entre os grupos.

Em humanos, foi desenvolvida uma experiência para comparar superfícies anodizadas (rugosidade da superfície = 1,17 µ) e torneadas (rugosidade da superfície = 0,78µ). Com este objetivo, foram inseridos microimplantes (2,3 X 5 mm) numa área edêntula adequada na maxila ou mandíbula de 20 pacientes. Cada paciente recebeu um implante oxidado e um implante torneado, e o tempo médio de cicatrização foi de 6,6 meses. Os valores de BIC foram estatisticamente mais elevados nos implantes oxidados (34%) do que nos implantes torneados (13%). Os autores sugeriram que estes resultados podem ser explicados pela camada de óxido mais espessa, pelo aumento da rugosidade da superfície, pela morfologia diferente da superfície em termos de porosidade ou pela alteração da estrutura cristalina.

Foi avaliada uma comparação da resposta dos osteoblastos utilizando implantes anodizados, decapados e gravados com ácido, aplainados com plasma, gravados com ácido e torneados. A taxa de propagação celular foi significativamente aumentada em superfícies que combinavam jato de areia e ataque ácido. Os autores observaram que a diferenciação e a calcificação ocorreram em superfícies de microestrutura rugosa e lisa e especularam que uma superfície rugosa de microestrutura porosa pode aumentar a taxa de propagação celular.

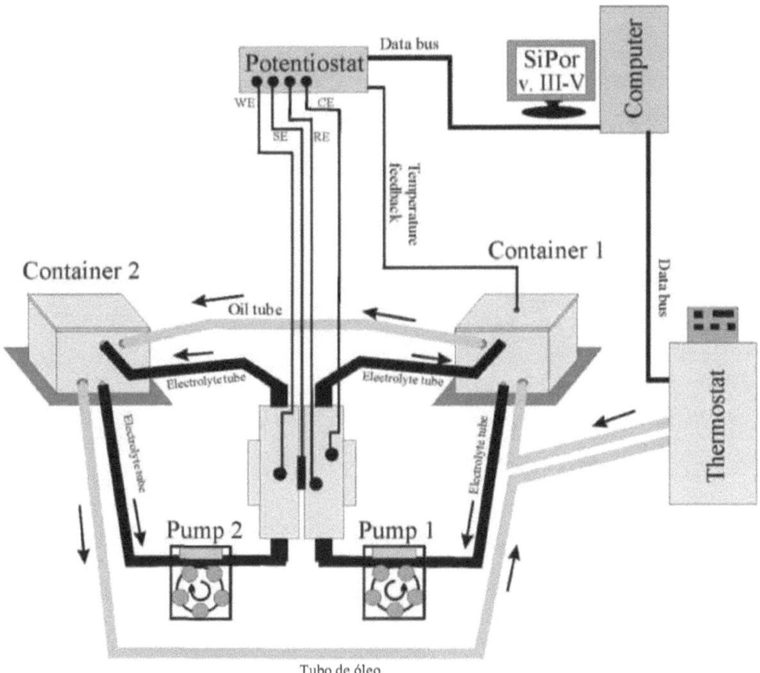

Diagrama esquemático da Anodização

Superfície pulverizada por plasma

A utilização de implantes com superfícies pulverizadas com plasma tem sido registada em estudos ortopédicos desde a década de 1970. Mais tarde, observou-se que à volta dos implantes dentários se formava osso sem uma camada intermédia de tecido conjuntivo. Os implantes pulverizados com plasma são preparados pulverizando metal fundido sobre a base de titânio, o que resulta numa superfície com vales e fendas de tamanho irregular, aumentando a área de superfície microscópica em 6-10 vezes. Esta topografia pode melhorar a fixação dos implantes através do crescimento de osso no revestimento, formando um interbloqueio mecânico.

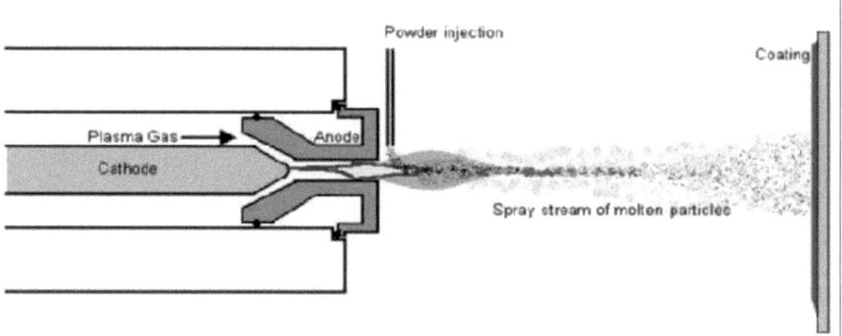

Pulverização por plasma

Pulverização de plasma de titânio

Foi relatado que a superfície de pulverização de plasma de titânio aumenta a área de superfície da interface osso-implante e actua de forma semelhante a uma superfície tridimensional, o que pode estimular a osteogénese de adesão. O aumento da área de superfície foi registado como sendo de 600%. Embora o enorme aumento da área de superfície total ocorra ao nível microscópico, a capacidade de carga efectiva do revestimento aumenta a área funcional em 25-30%, o que não deixa de ser substancial. As superfícies porosas na gama de TPS (150-400 µ) também aumentam a resistência à tração da interface osso-implante,

88

resistem às forças de cisalhamento e melhoram a transferência de carga. O aumento da rugosidade da superfície pode também melhorar a fixação inicial do implante, especialmente em osso mais macio. Algumas evidências indicam que a interface pode formar-se mais rapidamente, mas não existe consenso sobre se isso pode reduzir os tempos de cicatrização clínica. Carr et al efectuaram um estudo em babuínos em que compararam a resposta biológica de superfícies pulverizadas com plasma (rugosidade da superfície = 7,345 µ) e torneadas (rugosidade da superfície = 0,350 µ). Seis meses após a implantação (não foi efectuada qualquer reabilitação protética), não foram observadas diferenças estatisticamente significativas entre os grupos relativamente à percentagem de BIC (55,9% e 56,2%, respetivamente, nas superfícies pulverizadas a plasma e torneadas).[1]

Foram propostas superfícies pulverizadas com plasma obtidas com materiais mais reactivos para acelerar e melhorar o crescimento ósseo nos poros da superfície do implante. Foi proposta uma modificação alcalina após a pulverização por plasma, utilizando soluções de hidróxido de sódio a 40 C durante 24 horas. A camada de óxido nas superfícies modificadas (rugosidade da superfície = 18,2 µ) media cerca de 150 nm, ao passo que nos locais dos implantes pulverizados com plasma (rugosidade da superfície = 17,6 µ) media menos de 20 nm. Os implantes dentários modificados e não modificados pulverizados com plasma foram colocados nos fémures de cães e analisados 1, 2 e 3 meses após a inserção. Após o primeiro mês, os valores do teste de empurrar para fora (2,6 MPa para os implantes modificados, o que é cerca de 1,5 vezes superior ao dos implantes não modificados) e do BIC

(60,5% para implantes modificados com álcali e 20,2% para implantes não modificados) foram significativamente mais elevados estatisticamente nos locais modificados. Não foram observadas diferenças após o segundo e terceiro mês (os valores não foram apresentados). Os autores, Xue et al, sugeriram que a modificação alcalina pode ser benéfica para reduzir os tempos de cicatrização clínica e assim melhorar as taxas de sucesso dos implantes.

A principal desvantagem da utilização de implantes pulverizados com plasma é a separação do titânio após a inserção do implante. Este fenómeno pode estar relacionado com a fricção entre a superfície do implante e a cavidade óssea do hospedeiro durante a colocação do implante, mas as suas implicações não são claras.

AUTHOR	SURFACE TREATMENT	RESULTS	FINDINGS	EXPERIMENTAL DESIGN
CARR et al[18,20]	Plasma sprayed Turned	BIC values : 55. 9% 56. 2%	No significant differences could be observed between groups concerning the BIC percentage.	Implants were inserted in baboons ; no prosthetic rehabilitation was performed. Healing period : 6 months.
KLOKKEVOLD et al[21]	Acid etched Plasma sprayed Turned	Removal torque : 27.40 Ncm 59.23 Ncm 6.73 Ncm	Statistically significant differences were observed between ched and tur implants between plasma sprayed and turned implants .	Implants were inserted in the femurs of rabbits. Healing period : 3 months.

Revestimentos de hidroxiapatite

Os revestimentos de hidroxiapatite têm uma rugosidade superficial e um aumento da área de superfície funcional semelhantes aos do spray de plasma de titânio. Foi demonstrada uma ligação óssea direta com o revestimento de hidroxiapatite e a resistência da interface HA/osso é superior à do titânio/osso e mesmo superior à do TPS/osso. Para além disso, foi observada uma formação e maturação óssea interfacial acelerada em cães. Um contacto inicial entre o implante e a interface óssea é essencial para a formação de uma interface previsível. O espaço ou "gap" entre o implante e o osso pode afetar a percentagem de contacto ósseo após a cicatrização. A cicatrização do "gap" pode ser melhorada pelo revestimento de HA. A taxa de corrosão do metal também é reduzida, o que é mais significativo para as ligas de cobalto-crómio.[5]

As vantagens clínicas dos revestimentos de TPS ou HA podem ser resumidas como :

- Aumenta a área de superfície
- Maior rugosidade para estabilidade inicial
- Interface osso-implante mais forte

Outras vantagens do HA em relação ao TPS são as seguintes:

- Cicatrização mais rápida da interface óssea.
- Aumenta a cicatrização do espaço entre o osso e o AH.
- Interface mais forte do que a TPS

- Reduz a corrosão do metal.

Desvantagens dos revestimentos :

Embora os revestimentos dos corpos dos implantes tenham vantagens, existem várias desvantagens. O revestimento pode descamar, fissurar ou escamar aquando da inserção, especialmente quando é inserido em osso denso. Para além disso, o aumento da rugosidade da superfície aumenta o risco de contaminação bacteriana quando presente acima do osso. A HA pode não só aumentar a retenção de placa quando exposta, mas também pode atuar como um nidus para as bactérias, e as endotoxinas bacterianas podem ser mais aderentes devido à carga e às características da superfície.[1]

Embora se possa desenvolver uma interface óssea mais rápida, pode ser um risco desnecessário reduzir o tempo de cicatrização da superfície do implante carregado. Os revestimentos também aumentam o custo do corpo do implante, em comparação com os implantes não revestidos. Por conseguinte, as desvantagens dos revestimentos incluem o seguinte:

- Descamação, fissuração ou descamação na inserção.
- Aumenta a retenção da placa bacteriana quando está acima do osso.
- Aumento de bactérias e nidus de infeção.
- Complicação do tratamento de implantes falhados.
- Aumenta o custo.[5]

Os revestimentos HA ou TPS não devem ser o único sistema de transferência de carga para o osso. Isto é especialmente importante quando ocorre perda óssea e o revestimento tem de ser removido para reparação do implante. No entanto, um revestimento pode melhorar o desenho do corpo de um implante.

Consequentemente, a decisão de utilizar um revestimento pode basear-se mais na densidade óssea do que em qualquer outro fator. Os ossos tipo I (D1) e tipo 2 (D2) têm a maior resistência e contacto ósseo. Além disso, durante a inserção, existe um maior risco de descamação do material do implante. O risco de falha do implante como resultado do desenho do implante é reduzido, assim como a incidência de perda de crista óssea. Em vez de utilizarem um revestimento, os implantes D1 e D2 beneficiam de uma superfície rugosa, de um design biomecânico sólido e de um comprimento mínimo de implante de 10-11 mm. O osso tipo 3 (D3) é aproximadamente 50% mais fraco do que o osso D2.

Como resultado, as vantagens do TPS superam as suas desvantagens. O aumento da fixação inicial, o aumento do osso e a maior resistência da interface apoiam a sua utilização. Tem-se o cuidado de reduzir a perda de osso da crista através de um bom desenho para que o TPS não fique exposto e o aumento da retenção de placa não seja uma preocupação. O osso do tipo 4 (D4) provou ser o que está em maior risco. Por conseguinte, os benefícios do AH são mais necessários neste tipo de osso. Embora possa ter o maior risco relativamente às bactérias, os benefícios da cicatrização de fendas, a mineralização óssea mais rápida e o aumento do contacto ósseo favorecem o HA. Foram registadas taxas de sucesso mais elevadas quando foram utilizados implantes revestidos com HA em osso mole. O HA deve ser adicionado a um corpo de implante com a maior área de superfície de suporte de carga macroscópica. Para minimizar a perda de osso da crista, sugere-se também um diâmetro maior e um maior número de implantes neste osso muito fraco.

A HA sintética é um material cerâmico que foi introduzido como modificador de superfície na década de 1980. Na natureza, este material é um componente do osso; por este motivo, pode proporcionar uma fixação fiável, precoce e forte através da ligação química com o osso no chamado nível de biointegração. As superfícies de HA têm sido utilizadas em implantes dentários para melhorar a ancoragem do implante ósseo e foi demonstrado que os osteoblastos respondem a este contacto com alterações imediatas na expressão de genes associados à adesão, proliferação, síntese de matriz extracelular e diferenciação dos osteoblastos.

Foram registadas provas histológicas do sucesso clínico do revestimento de HA. Dois implantes dentários, fracturados devido a um acidente, foram recuperados de um paciente após um período de carga de 18 meses. Foi encontrado osso denso em estreita relação com a superfície dos implantes e os espaços intermédios de cada rosca foram preenchidos com osso mineralizado. Os valores BIC foram de 87,5% e 97,4% e os autores referiram que a ligação entre o revestimento de HA e o metal era uniformemente apertada e constante. (30 e 50 μ). Foram registadas taxas de sobrevivência elevadas para implantes revestidos com HA em estudos com 3, 8 e 12 anos de acompanhamento. Especificamente no estudo de acompanhamento de 12 anos, foram avaliados 120 pacientes. A taxa de sobrevivência dos implantes revestidos com HA foi de 93,2%, estatisticamente superior à dos implantes de titânio.

As análises histológicas post mortem de 2 implantes removidos 10 anos após a carga revelaram valores de BIC de 70,74% e 86,23%. Curiosamente, o desaparecimento do revestimento de HA ocorreu em 23,5% e 22,0% do perímetro do implante; no entanto, nestas áreas o osso estava em aposição direta à superfície de titânio. Outros autores também observaram este fenómeno de reabsorção e degradação do revestimento de HA quando em contacto com o ambiente biológico. Por exemplo, Buser et al, demonstraram que esta reabsorção pode ser seguida de aposição óssea, resultando em altos valores de BIC.

Em humanos, numa avaliação post mortem, foram analisados 5 implantes de titânio (85 meses de carga) e dois implantes revestidos com HA (38 meses de carga). Foram observadas diferenças relativamente à disposição e ao padrão de contacto ósseo entre as superfícies: o revestimento de HA foi separado dos implantes maxilares em algumas áreas e estava livre no tecido conjuntivo circundante ou rodeado por epitélio sulcular invaginante. Além disso, num caso relatado por Piatelli et al., foi observada uma infeção supurativa crónica localizada como sequela de peri-implantite num implante revestido a HA. O paciente apresentava má higiene e sinais de sobrecarga causados por um plano de tratamento protético imperfeito. Os autores observaram que as bactérias, que penetraram nos espaços medulares e destruíram a matriz mineralizada do osso, preencheram a maior parte do osso circundante. Apesar de o implante estar clinicamente estável, a análise histológica mostrou que o revestimento estava quase completamente descolado da superfície de titânio. Não obstante, esta reabsorção, deve ser maior com a presença de agentes patogénicos periodontais, o que foi demonstrado quando foi induzida peri implantite experimental em cães. Assim, a instabilidade da interface entre o revestimento e o substrato, a duração instável do revestimento e a falta de observação a longo prazo constituíram uma base para alguns autores questionarem a fiabilidade clínica deste material como modificador de superfície.

Os resultados contrastantes observados na literatura relacionados com uma superfície de HA num corpo de implante podem ser atribuídos à qualidade dos diferentes revestimentos de HA, que incluem factores como a composição química e as propriedades físicas e mecânicas. Podem ser utilizados diferentes métodos para obter um revestimento de HA: revestimento por imersão e sinterização, deposição electroforética, revestimento por imersão, prensagem isostática a quente, deposição em solução, revestimento por pulverização catódica e técnicas de pulverização térmica (incluindo pulverização por plasma, que é o método mais frequentemente utilizado). Cada um destes processos conduz a uma diferença na composição, nas propriedades físicas e mecânicas, na espessura e na aderência ao metal ao qual é aplicado o revestimento.

A pulverização por plasma de HA foi criada para combinar as propriedades de ligação química da HA e o bloqueio mecânico osso-implante obtido com a técnica de pulverização por plasma. Foi efectuado um estudo comparativo entre implantes de HA, pulverizados com plasma, pulverizados com plasma e cilíndricos torneados em cães, 12 semanas após a implantação (antes da carga) e 1 ano após a carga. Após ambos os períodos de tempo, foram observados valores BIC significativamente mais elevados para os implantes de HA, quando comparados com os implantes pulverizados com plasma e torneados. No entanto, este resultado não se reflectiu na força de tração, em que os implantes pulverizados com plasma e os implantes de HA apresentaram valores semelhantes. Os autores atribuíram este fenómeno à fraca resistência interfacial do substrato do revestimento.

A pulverização por plasma de HA pode apresentar problemas, incluindo a variação da resistência da ligação na interface revestimento-metal, a não uniformidade da densidade do revestimento e as alterações estruturais e químicas dos revestimentos em resultado do processo. Para resolver os problemas relativos à qualidade do revestimento, foram propostas diferentes técnicas, como o tratamento térmico ou a técnica de deposição assistida por feixe de iões (IBAD).

Numa comparação entre implantes revestidos com HA utilizando o processo IBAD (rugosidade da superfície = 1,04 mm) e implantes jacteados com partículas de alumina (50μ) (rugosidade da superfície = 1,13μ), foram inseridos implantes dentários nas tíbias de coelhos. Doze semanas depois, os valores de BIC foram significativamente mais elevados nas superfícies IBAD (62,5%) do que nas superfícies jacteadas (54,2%) e maquinadas (38,2%). Os valores de torque de remoção das superfícies IBAD (48,5 Ncm) e jateada (47,3 Ncm) foram estatisticamente superiores aos das superfícies maquinadas (32,3 Ncm). Os autores mencionaram que as vantagens dos implantes depositados com HA na fase inicial de cicatrização podem ser evidentes, e a separação ou fratura da camada de revestimento pode ser evitada. No entanto, o controlo da reabsorção precisa de ser mais investigado. A melhor forma de HA dos revestimentos de HA para obter resultados mais favoráveis utilizando esta tecnologia está a ser avaliada.

Os revestimentos de hidroxiapatite depositados por pulverização térmica têm sido utilizados em implantes dentários e em próteses ortopédicas há mais de uma década, proporcionando uma fixação rápida e mais forte ao osso circundante em implantes femorais. Na aplicação dentária, o efeito osteocondutor da hidroxiapatite produziu um maior crescimento ósseo no osso de tipo 3 e 4, podendo ser um fator-chave para aumentar a fixação do implante.

A utilidade da hidroxiapatite sob a forma de revestimento está a ser investigada em situações que podem encontrar aplicação no contexto clínico. Estudos experimentais em animais demonstraram que os implantes revestidos com hidroxiapatite podem ser utilizados em locais de extração recentes e em aplicações com carga imediata. Os potenciais benefícios da hidroxiapatite continuam a alimentar o ímpeto para melhorar o desempenho do revestimento e a integração do implante. Muitos

Os fornecedores comerciais e outros oferecem numerosos implantes revestidos a hidroxiapatite a partir de uma seleção de formas de implantes disponíveis. As vantagens da hidroxiapatite só são úteis se

A ligação é mantida na interface substrato metálico-revestimento, na interface revestimento-osso e no interior do revestimento. Os revestimentos depositados sobre titânio falharam por vezes devido a esfoliação, delaminação ou libertação de segmentos do revestimento. Estas falhas estimularam o interesse em examinar os implantes a um nível mais pormenorizado. À semelhança dos implantes de titânio maquinado, que foram sujeitos a um intenso escrutínio, os revestimentos de hidroxiapatite também foram sujeitos a exame e os resultados indicam que variam consideravelmente entre os diferentes fornecedores.

Um estudo do teor de fase amorfa em revestimentos de hidroxiapatite pulverizados por plasma em implantes de diferentes fornecedores revelou um intervalo de 40 a 80% em peso. Nestes estudos, a difração de raios X foi realizada no revestimento depois de este ter sido removido do implante e moído até se tornar um pó fino. Esta informação forneceu o conteúdo global da fase amorfa quando realizada num revestimento em pó, ou a composição até uma profundidade de 10 µm na camada exterior do revestimento quando examinada de novo (com radiação alfa de cobre e potássio) (dados não publicados, 1997).

Contudo, a análise da microestrutura do revestimento fornece informações que não podem ser reveladas num padrão de difração de raios X. O exame da secção transversal do revestimento é um meio importante e aceite de avaliação dos revestimentos por pulverização térmica. A localização e o tamanho da fase amorfa podem ser prontamente verificados com microscopia ótica, e esta informação fornecerá uma visão do desempenho do revestimento. Neste artigo, são apresentados dados de um estudo microscópico de revestimentos de hidroxiapatite, incluindo o tamanho, a distribuição e a localização da fase amorfa em revestimentos de diferentes implantes disponíveis no mercado.

Num estudo realizado por Gross et al[6] , os implantes de 5 fornecedores comerciais foram seccionados no plano sagital para revelar a microestrutura do revestimento. Os resultados foram os seguintes.

Tipo de substrato, espessura do revestimento e rugosidade.

Os revestimentos foram depositados em implantes desbastados ou pré-revestidos. O desbaste é normalmente conseguido através de jato de areia para produzir uma superfície com uma rugosidade inferior a 6 µm. Todos os implantes foram preparados desta forma, exceto um, um implante do tipo press-fit ao qual foi aplicada uma camada de ligação metálica, uma vez que a geometria externa é menos importante. A camada de ligação tem alguma porosidade, o que é uma opção controlável no processo de pulverização térmica. O efeito combinado da camada de ligação e das partículas parcialmente fundidas no implante produziu efetivamente uma maior rugosidade da superfície em comparação com implantes sem estas características de revestimento.

A superfície a revestir também é importante para os designs roscados. Uma preparação rugosa da superfície produziu uma alteração na forma original da rosca, embora tal não tenha ocorrido num implante preparado de forma semelhante. Neste implante, a rosca era muito larga e pouco profunda, pelo que a influência nas características da rosca foi menos pronunciada. A espessura do revestimento é tipicamente de 50 a 100 μm para implantes dentários, enquanto a espessura média, avaliada em cinco pontos diferentes da secção transversal do revestimento para os implantes estudados, variou de 30 a 75 μm. A espessura era uniforme à volta do implante; no entanto, tendia a aumentar ligeiramente em direção ao colo do implante. Este ligeiro aumento de espessura no colarinho, embora não previsto no desenho, proporcionaria, no entanto, um ajuste de interferência mais apertado com o osso, impedindo a passagem de fluido para a extremidade inferior do implante. O passo e as características das roscas eram diferentes em cada implante. A espessura do revestimento nas roscas era uniforme em três casos, mas no quarto, apresentava uma não uniformidade na rosca. A raiz da rosca foi preferencialmente preenchida, alterando assim a geometria aparente da rosca do implante. Cristalinidade do revestimento. Um mapa ajuda a identificar a forma e a posição das áreas cristalinas. A fase cristalina pode aparecer (a) arredondada, representando o núcleo de uma partícula parcialmente fundida; (b) de forma lenticular, que é o núcleo de uma gota fundida achatada; (c) recristalizada em pequenas áreas isoladas; e (d) cristalina em áreas maciças.

Um material de montagem de resina epóxi, utilizado para segurar o revestimento durante a preparação da amostra, aparece cinzento e pode ser difícil de distinguir da fase amorfa na superfície exterior do revestimento. A fase amorfa é mais facilmente visível onde as grandes ilhas cristalinas aparecem num "mar" anamórfico. A mancha branca faz parte do revestimento de ligação metálica. A cristalinidade do revestimento, ou "a quantidade de fase cristalina" no colo e no meio do implante, foi de 40 a 50%. A maior parte da fase cristalina parecia estar localizada longe do substrato, distribuída aleatoriamente pela região do colarinho ou no centro do revestimento em regiões próximas do meio do implante. Uma camada amorfa está posicionada adjacente ao substrato em ambas as secções transversais.

A área distal apresentava mais material cristalino, cerca de 60%. Mais uma vez, uma camada amorfa revestiu o substrato, seguida por regiões cristalizadas alongadas de gotículas fundidas. A forma arredondada das ilhas cristalinas com a porosidade contida, localizada em direção ao exterior do revestimento, era representativa do pó utilizado para a pulverização e sugere que uma parte do pó recebeu uma entrada de calor insuficiente durante o transporte através da chama de plasma.

Uma variação no conteúdo da fase cristalina com a localização do revestimento também foi aparente noutros implantes. A cristalinidade aumentou de 80% em peso e 75% em peso na região do colo para 100%

distalmente. O pó utilizado para produzir este revestimento estava totalmente fundido, como foi revelado pela forma alongada dos segmentos cristalinos junto ao substrato, tanto na zona do colarinho como na zona média do implante. Foram encontradas pequenas ilhas cristalizadas, com menos de 2 µm de tamanho, entre as áreas cristalinas maiores. A identificação das características individuais foi mais complicada nestes revestimentos. Isto foi mais prevalente no revestimento médio e distal e no revestimento superior. A região microcristalina era visível nas regiões que, de outra forma, teriam sido ocupadas pela fase amorfa. Por exemplo, a área adjacente ao substrato no colo do implante foi ocupada pela fase amorfa, mas mais abaixo no implante, pequenas áreas cristalizadas preencheram a área entre o

A cristalinidade na primeira metade da espessura do revestimento no topo do implante era de 40% em peso, mas a superfície externa apresentava uma cristalinidade de 75% em peso. A cristalinidade na primeira metade da espessura do revestimento na parte superior do implante era de 40% em peso, mas a superfície externa apresentava um conteúdo cristalino de 75% em peso, onde predominavam as grandes regiões cristalinas. O conteúdo cristalino global era de cerca de 55% em peso. A análise desta superfície de implante com difração de raios X convencional não revelaria esta dependência de profundidade. Pode observar-se um teor de cristais mais elevado na ponta da rosca. A área superior da rosca, no entanto, tinha uma área distinta de fase amorfa. A raiz da rosca foi preenchida com partículas parcialmente fundidas.

Rugosidade do substrato, espessura do revestimento e avaliação da superfície do revestimento.

A rugosidade da superfície do substrato pode provocar irregularidades nos revestimentos finos; no entanto, a rugosidade da superfície é um requisito de processamento essencial para melhorar a aderência do revestimento.[6] As partículas fundidas durante a fase de revestimento chocam e fluem em torno das asperezas irregulares da superfície preparada, produzindo assim um efeito de encravamento. Este é o principal mecanismo de fixação dos revestimentos pulverizados termicamente. A camada intermédia utilizada num implante do tipo press-fit, fornecida como revestimento de ligação, produziu uma maior rugosidade aparente. Este tipo de revestimento de implante permite a dissolução seguida de crescimento ósseo no substrato poroso. No caso de dissolução do revestimento, o osso pode então crescer para dentro das superfícies rugosas e estabelecer um bloqueio mecânico. Um aspeto da variabilidade nos implantes, que não é um problema para as superfícies maquinadas, é a irregularidade da superfície do implante. Esta irregularidade é criada pela utilização de um revestimento fino num substrato rugoso, pela presença de partículas parcialmente fundidas na superfície de um revestimento ou por variações locais de espessura de revestimentos em roscas. A colocação destes revestimentos num local preparado produziria apenas áreas isoladas em contacto com o tecido ósseo. Estas variações de superfície também podem afetar a facilidade de colocação do implante num local de osteotomia com rosca. Um revestimento não uniforme pode exigir uma força maior para a colocação do implante, submetendo assim o revestimento a forças mais elevadas e modificando o leito ósseo. A deformação mecânica do osso pode diminuir a aposição óssea e a resistência da interface em locais de maior densidade óssea. Os estudos sobre a integridade da superfície de vários revestimentos de hidroxiapatite após a colocação do implante indicam que pode ocorrer alguma desfragmentação das áreas. As partículas na superfície exterior também podem ser removidas se não estiverem bem fixadas, como nos casos de elevada rugosidade da superfície. Um revestimento rugoso pode ser conferido quando partículas não fundidas ou parcialmente fundidas são transferidas para o revestimento durante o processo de deposição. A uniformidade do revestimento é particularmente importante quando o revestimento do implante é concebido para ser ligeiramente poroso, de modo a conter proteínas morfogénicas ósseas ou fármacos para auxiliar o processo de cicatrização. Assim, as brocas cirúrgicas devem reproduzir rigorosamente os contornos do corpo exterior para evitar danos no revestimento e traumas desnecessários no osso. Em alternativa, os locais podem ser perfurados ligeiramente maiores, permitindo que a osteocondutividade dos fosfatos de cálcio colmate a lacuna. Um novo avanço no design do revestimento evita a utilização de revestimento na localização distal, prevenindo assim a delaminação do revestimento do implante colocado no osso denso.

Cristalinidade em revestimentos de hidroxiapatita.

As áreas adjacentes ao substrato são normalmente cobertas por uma fase amorfa, devido à taxa de arrefecimento muito rápida na superfície do metal. A dissipação de calor mais lenta através da camada previamente depositada produz uma taxa de arrefecimento mais lenta para a cristalização de parte da gota fundida depositada. Esta área cristalina, que representa o bloco de construção dos revestimentos pulverizados termicamente, aparece como partículas longas e achatadas que podem ser identificadas na maioria dos implantes. O aumento da temperatura do revestimento durante o processo de pulverização para valores entre 500 e 700°C produz cristalização. A cristalização pode ocorrer quando o calor é transportado através de uma região amorfa previamente depositada durante o processo de pulverização. [6]A cristalização pode ocorrer quando o calor é transportado através de uma região amorfa previamente depositada durante o processo de pulverização. A recristalização ocorre então, produzindo áreas microcristalinas que crescem após a passagem do calor e podem resultar em

áreas microcristalinas ou áreas maciças. A acumulação de calor será ditada pela capacidade do implante para dissipar o calor. Isto é evidente nos locais do implante onde a dissipação de calor é mais lenta, como a extremidade distal ou a ponta da rosca. O orifício apical utilizado em alguns desenhos de implantes, que supostamente oferece vantagens na estabilização do implante, diminui a massa térmica e, assim, aumenta a probabilidade de cristalização na ponta do implante devido à acumulação de calor. A recristalização também pode ser observada numa escala mais pequena. A área adjacente ao substrato na parte superior do implante é amorfa, enquanto que as regiões recristalizadas já são observadas na parte inferior do implante. A comparação com as pequenas áreas cristalizadas na parte do colarinho sugere que havia mais calor disponível na parte superior do implante. Grandes áreas de material cristalizado estão tipicamente associadas a fissuras. Estas formam-se como resposta à contração anisotrópica dentro do revestimento durante a cristalização. As fissuras são uma parte intrínseca dos revestimentos pulverizados termicamente e só devem ser motivo de preocupação quando se tornam grandes ou estão interligadas. A temperatura do revestimento pode variar dentro da espessura do revestimento, para além da localização do implante. A baixa condutividade térmica da hidroxiapatite sugere que a temperatura é suscetível de atingir níveis mais elevados na superfície externa do revestimento. Um exemplo de um gradiente cristalino pode ser observado na área superior do implante. As roscas dos implantes tipo parafuso são locais onde a acumulação de calor pode produzir uma cristalização maciça. A secção transversal de outros implantes na literatura também revelou microestruturas e variações de espessura do revestimento comparáveis às aqui relatadas. Outra caraterística microestrutural é a porosidade do revestimento. A maior parte da porosidade visível nos implantes, identificada como pequenos pontos pretos, foi isolada nos pós parcialmente fundidos ou em grandes áreas cristalinas.

A localização da fase amorfa é ditada coletivamente, por

a taxa de arrefecimento da gota fundida,

a temperatura do revestimento, e

a composição química da massa fundida.

As microestruturas dos revestimentos indicaram que a fase amorfa envolve normalmente as regiões cristalinas e é mais dominante no substrato do que na superfície exterior do revestimento. A ocorrência da fase amorfa é determinada por factores que incluem a matéria-prima do pó, os parâmetros de pulverização e a conceção do implante. O pequeno tamanho das partículas utilizado para produzir revestimentos finos e uniformes em implantes dentários produziu geralmente revestimentos de maior cristalinidade, minimizando a transferência de calor para o pó. A superfície de ângulo acentuado em alguns dos implantes dentários roscados provoca mais

O revestimento é um processo de espalhamento de gotículas que é favorável à formação da fase amorfa. Os parâmetros do revestimento e o desenho do implante determinam coletivamente a natureza do revestimento. O processo de pulverização por plasma pode ser controlado para produzir um revestimento com o teor de fase cristalina desejado (até 100%), evitando assim alternativas de pós-tratamento para aumentar o teor cristalino. A temperatura do substrato, que não parece ter sido intencionalmente controlada nos revestimentos examinados, pode facilitar um revestimento de elevada cristalinidade quando utilizada acima da temperatura de cristalização. Atualmente, estão a ser investigados outros métodos para evitar a fase amorfa.

Avaliação de revestimentos de hidroxiapatite.

Os fosfatos de cálcio que são reabsorvidos mais rapidamente, tanto química como celularmente, são acompanhados por uma formação óssea mais rápida à volta do implante. Esta cicatrização mais rápida acompanhada por uma melhor estabilização inicial pode diminuir o tempo de osteointegração. No entanto, a integridade do implante pode ser afetada, dependendo da sua microestrutura. A histologia do tecido adjacente aos revestimentos de hidroxiapatite revelou partículas soltas,[22] que foram encontradas no tecido circundante, tendo sido detectados fragmentos maiores separados da ponta das roscas em implantes do tipo parafuso. A ação de níveis de tensão mais elevados na ponta dos implantes, em conjunto com tensões induzidas pelo processo, pode acelerar a dissolução da fase amorfa. Os revestimentos com uma fase amorfa na interface podem produzir uma interface substrato-revestimento mais fraca ao longo do tempo, o que pode levar à delaminação. A microestrutura preferida dos implantes examinados é o revestimento microcristalino, que se degradaria lenta e uniformemente.

Os requisitos de um implante colocado são a sua estabilização pelo crescimento do osso até ao implante e a fixação firme do epitélio ao colo, de modo a isolar o tecido conjuntivo e o osso subjacentes. O material de revestimento neste local deve ser estável para evitar a rápida destruição do revestimento devido a infeção. Os implantes aqui analisados contêm uma fase amorfa neste local. A limpeza oral e o controlo da placa bacteriana são muito importantes para a sobrevivência do implante. Questões como o conteúdo da fase amorfa e a distribuição e tamanho das regiões cristalinas devem ser consideradas no desenho do implante. Apesar da controvérsia relativamente aos benefícios dos revestimentos de hidroxiapatite, os estudos clínicos relataram elevadas taxas de sucesso. As melhorias na qualidade do revestimento continuarão a proporcionar uma elevada força de fixação e um desempenho do revestimento mais previsível a longo prazo, especialmente com implantes press-fit.

Tendências futuras

Estas tendências futuras dizem respeito às modificações da rugosidade da superfície à escala nanométrica para promover a adsorção de proteínas e a adesão celular, aos revestimentos biomiméticos de fosfato de cálcio para melhorar a osteocondução e à incorporação de fármacos biológicos para acelerar o processo de cicatrização óssea na área peri-implantar.

As alterações experimentais da superfície melhoram o desempenho clínico em áreas com baixa quantidade ou qualidade óssea, prevêem o resultado clínico de protocolos de carga imediata ou precoce, estimulam o crescimento ósseo vertical e horizontal de modo a permitir a colocação de implantes em locais que não têm altura e largura suficientes do rebordo alveolar residual.

"Novas técnicas" para depositar revestimentos de fosfato de cálcio em superfícies de implantes de titânio

As cerâmicas de fosfato de cálcio são conhecidas pelas suas propriedades bioactivas e, do ponto de vista comercial, o método mais bem sucedido para aplicar revestimentos de CaP em implantes de titânio tem sido a técnica de pulverização por plasma. Embora o comportamento osteocondutor e de ligação ao osso dos revestimentos pulverizados por plasma seja confirmado por numerosos estudos, ainda não foram resolvidas as sérias preocupações relacionadas com a pulverização por plasma - como o fraco controlo dos parâmetros químicos e físicos do revestimento - pelo que os investigadores têm vindo a investigar técnicas alternativas ou complementares para depositar revestimentos de CaP em superfícies de implantes de titânio.

Deposição por laser de impulsos (PLD)

A PLD é uma técnica de deposição física de vapor. Em princípio, a tecnologia PLD baseia-se na irradiação de um alvo sólido por um feixe de laser pulsado focalizado, dando origem a uma nuvem gasosa. Esta nuvem, um plasma composto por electrões, átomos, iões, moléculas, aglomerados e, em alguns casos, gotículas e fragmentos de alvos, expande-se, quer no vácuo quer num ambiente gasoso, e deposita-se num substrato, dando origem a uma película.

Deposição assistida por feixe de iões (IBAD)

O IBAD é, para além da pulverização catódica por magnetrões de radiofrequência e do PLD, uma terceira técnica de deposição em vácuo para depositar revestimentos cerâmicos finos em metais (Lacefield 1998). Tipicamente, a IBAD envolve uma ou duas fontes de feixes de iões que incidem sobre um alvo biocerâmico para produzir uma nuvem elementar em direção à superfície de um substrato. Esta condição resulta em revestimentos de CaP que variam normalmente entre alguns angstroms e vários micrómetros de espessura.

Deposição eletrostática (ESD)

O princípio básico da ESD como técnica de aplicação de revestimentos de CaP em superfícies de implantes de titânio é a geração de um aerossol a partir de solventes orgânicos contendo iões de cálcio e fosfato. Sob a influência de uma alta tensão, o aerossol é direcionado para um substrato aquecido. A evaporação do solvente resulta no revestimento de CaP pretendido no substrato. As principais vantagens desta técnica incluem o controlo da composição química e das propriedades morfológicas do revestimento de CaP.

Deposição biomimética

A deposição biomimética é um método através do qual uma camada de apatite biologicamente ativa semelhante ao osso é formada na superfície de um substrato por imersão do substrato em fluido corporal simulado (SBF) em condições fisiológicas de temperatura (37°C) e pH (7,4). Os principais benefícios desta técnica de deposição são a possibilidade de incluir fármacos e factores de crescimento no revestimento de CaP, enquanto que geometrias complexas de implantes podem ser revestidas utilizando este procedimento de imersão.

Biomoléculas revestidas na superfície de implantes de titânio

Como o osso é composto por uma matriz orgânica (90% de proteínas colagénicas), reforçada por uma fase inorgânica (hidroxiapatite carbonatada), a investigação tem-se centrado no desenvolvimento de revestimentos compósitos bio-inspirados que se assemelhem à estrutura nano-compósita única do tecido ósseo, oferecendo assim um valor acrescentado em relação aos revestimentos constituídos apenas por componentes orgânicos ou inorgânicos. (De Jonge et al. 2008).

As sequências de péptidos ou proteínas da matriz extracelular são revestidas nas superfícies dos implantes de titânio. O papel fundamental da ECM para a função dos osteoblastos é o ponto de partida para a funcionalização das superfícies dos implantes de titânio com moléculas nativas ou sintéticas baseadas em péptidos, proteínas e factores de crescimento que aí se encontram. O contacto célula-ECM é mediado por receptores de adesão celular, por exemplo, integrinas. As integrinas ligam-se a sequências de aminoácidos específicas, em particular aos receptores encontrados não só no colagénio de tipo I, mas também na fibronectina, vitronectina, osteopontina e sialoproteína óssea.

Para além da ligação celular, a MEC desempenha um papel ativo na regulação dos processos celulares, influenciando a migração, a proliferação, as alterações morfológicas, a expressão genética e a sobrevivência das células através da sinalização intracelular (De Jonge et al. 2008). Além disso, os proteoglicanos da MEC e os seus glicosaminoglicanos, como o sulfato de condroitina, são capazes de se ligar a citocinas e factores de crescimento (Rammelt et al. 2007).

Os componentes da matriz extracelular que são geralmente utilizados para revestir implantes para melhorar as propriedades de adesão das células são

A SEQUÊNCIA DO PÉPTIDO RGD

COLAGÉNIO DE TIPO I E COLAGÉNIO DE TIPO III

SULFATO DE CONDROITINA.

BMPS

Proteínas morfogenéticas ósseas (BMP)

BMPs, tem demonstrado um potencial considerável para estimular a formação óssea tanto em locais extra-esqueléticos como em modelos de defeitos em diferentes espécies. As BMPs são originárias da família TGF-β e incluem pelo menos 18 proteínas diferentes. Como a BMP-2 possui um elevado potencial osteoindutor, foi considerada um fator de crescimento candidato interessante para revestir implantes de titânio. Embora a BMP-2 seja utilizada com mais frequência, a BMP-4 também é considerada um fator de crescimento candidato que pode melhorar o processo de remodelação na interface osso-implante. Assim, podem promover a reabsorção do osso recém-formado quase logo após a sua colocação na superfície de um implante de titânio. Consequentemente, deve ter-se em conta que o volume líquido de osso depositado pode ser menor na presença do que na ausência de BMPs. Para além disso, a dose aplicada do fármaco é crítica, porque uma sobredosagem pode desencadear a produção de inibidores intrínsecos das BMPs. Assim, é possível que as BMPs, em contraste com o desejado aumento da regeneração óssea na interface osso-implante, possam prejudicar a osteocondutividade da superfície do implante.

Factores de crescimento não-BMP :

HORMONA DO CRESCIMENTO (GH)

FACTOR DE CRESCIMENTO DERIVADO DE PLAQUETAS (PDGF)

FACTOR DE CRESCIMENTO SEMELHANTE À INSULINA-1 (IGF-I)

FACTORES DE CRESCIMENTO LIBERTADOS PELAS PLAQUETAS (PRGFS)

FACTORES DE CRESCIMENTO RICOS EM PLASMA (PRGFS)

Rugosidade da superfície ao nível da nanoescala

A maioria das superfícies atualmente disponíveis tem uma topografia aleatória com uma grande variedade de espessuras, desde nanómetros a milímetros. O papel biológico exato destas características é desconhecido devido à ausência de superfícies padronizadas com topografia repetitiva ao nível nanométrico. Estas superfícies controladas ou padronizadas podem ajudar a compreender as interacções entre proteínas e células específicas e podem também promover a aposição óssea precoce nos implantes. A maior parte destas tentativas utilizou métodos de processamento da indústria eletrónica, como a litografia e o laser-pitting de superfície. Estas estruturas nanométricas também podem dar às células uma orientação positiva através da fixação selectiva dos osteoblastos à superfície do implante. Este processo de fixação selectiva pode resultar na melhoria da cicatrização inicial à volta dos implantes dentários.

Tratamentos a laser

O laser permite o tratamento da superfície do implante sem contacto direto e proporciona um melhor controlo da microtopografia do implante. Os tratamentos a laser são limpos e fáceis de executar. A rugosidade média da superfície do implante tratado a laser com ácido foi de 2,28 um. Estudos clínicos indicaram uma maior formação óssea à volta dos implantes tratados com laser. Esta observação pode ser devida à formação de TiN na superfície que melhora a biocompatibilidade.

Debate

Os implantes dentários são dispositivos valiosos para restaurar dentes perdidos. Os implantes estão disponíveis em muitas formas, tamanhos e comprimentos, utilizando uma variedade de materiais com diferentes propriedades de superfície. Entre as características mais desejadas de um implante estão aquelas que garantem que a interface implante-tecido será estabelecida rapidamente e depois será mantida com firmeza. Como muitas variáveis afectam os implantes orais, é por vezes difícil prever com fiabilidade a probabilidade de sucesso de um implante.

No passado recente, foram introduzidas várias modificações de superfície em implantologia, a fim de obter uma osteointegração óptima. Algumas das superfícies modificadas são as superfícies jato de areia, as superfícies gravadas, as superfícies duplamente gravadas, as superfícies jato de areia e gravadas com ácido, as superfícies pulverizadas com plasma e as superfícies revestidas com hidroxiapatite. Destas superfícies, as superfícies jateadas com areia e gravadas com ácido, vulgarmente conhecidas como superfícies SLA, são as mais aceites e fabricadas comercialmente. Isto deve-se à introdução da microrrugosidade provocada pelo ataque ácido juntamente com a macrorrugosidade causada pelo jato de areia. Os implantes de hidroxiapatite, embora populares, são normalmente utilizados apenas em ossos de tipo III e IV devido à sua resistência mínima à inserção. Quando inseridos em osso de tipo I e tipo II, apresentam resistência e, por conseguinte, verifica-se descamação, descamação e fissuração da superfície modificada.

Foi publicada uma enorme quantidade de estudos para investigar a viabilidade de superfícies modificadas. Alguns resultados são prometedores, por exemplo, a superfície de nitreto de titânio, as superfícies nanoestruturadas, as superfícies modificadas por laser e o melhoramento de materiais cerâmicos. As superfícies nanoestruturadas, com características típicas na gama de 1-100nm, podem afetar os acontecimentos iniciais da interação da superfície com o ambiente. Um estudo in vitro demonstrou que esta modificação da superfície suportava uma extensão significativamente maior da formação de coágulos de fibrina quando comparada com 2 superfícies de controlo.

É importante para o clínico que utiliza implantes em pacientes que muitos estudos que investigam as respostas biológicas a diferentes topografias de superfície sejam efectuados em condições in vitro. Embora este tipo de estudo seja consistentemente importante para clarificar o mecanismo de interação entre uma superfície e um tipo específico de células, acredita-se que a relevância clínica destes resultados é baixa e o desenvolvimento de uma avaliação clínica a longo prazo é fundamental.

A procura contínua de implantes osseoatrativos está a levar a modificações da superfície envolvendo moléculas biológicas. Através da ligação ou libertação de potentes citocinas e factores de crescimento, podem ser obtidas as respostas desejadas das células e dos tecidos. Mesmo utilizando um sistema de entrega simples, a introdução de proteína morfogenética óssea na interface tecido-implante demonstrou aumentar a taxa de formação de osso periprotético. No futuro, abordagens semelhantes poderão também ser utilizadas para promover a interação

dos tecidos da mucosa e da submucosa com os implantes dentários.

Conclusão

Os pacientes chegam até nós com um conjunto complexo de desejos, necessidades e vontades. A capacidade de fornecer um serviço previsível de restauração da vida, como a terapia com implantes dentários, é um enorme avanço para a medicina dentária, um avanço que só foi realmente aceite na nossa geração. O trabalho de pioneiros dos cuidados de saúde, como os Professores Branemark, Steinmann e Albrektsson e outros, conduziu à capacidade de oferecer uma forma de terapia de substituição de dentes que é minimamente invasiva e bastante previsível. Isto só aconteceu através de uma avaliação criteriosa, da procura e de uma avaliação clínica rigorosa dos resultados antes da comercialização à comunidade dentária. Este é um enorme legado e responsabilidade para a atual e futura geração de clínicos e educadores dentários. À medida que a nossa terapia com implantes continua a evoluir, temos de continuar a exigir que as inovações sejam baseadas na ciência, rigorosamente testadas e clinicamente avaliadas antes de serem comercializadas.

Um conhecimento profundo do aspeto material da medicina dentária é uma obrigação para todos os clínicos, para que possam escolher as modalidades de tratamento correctas. Dado que foram realizados muitos estudos e que, em alguns casos, se obtiveram resultados variáveis, estes implantes devem ser mais testados e ainda não foi encontrado um implante com uma modificação óptima da superfície. As modificações da superfície dos implantes são um aspeto importante da implantologia, juntamente com as competências e a compreensão da implantologia por parte do médico. No final do dia, devemos aos nossos pacientes e à reputação da nossa profissão a exigência de fiabilidade, estabilidade e previsibilidade por parte do fabricante na terapia de substituição de dentes para os nossos pacientes.

Referências

1. Implantodontia Contemporânea , Carl Misch ; 3rd edition.

2. A prática geral da Implantologia; Charles E. Weiss

3. Nikita et al ;Materiais de implantes, design e topografias de superfície: o seu efeito na osseointegração. Uma revisão da literatura.Int J Oral Maxillofacial Implants 2000 ;15 :675- 690

4. Puleo e Thomas ; Implant Surfaces.Dent Clin Am 50 (2006) 323-338

5. A.Gupta ;Modificação da superfície do implante: revisão da literatura. O Jornal Internet de Ciência Dentária. 2009 Volume 7 Número 1

6. Gross et al ; Variabilidade dos implantes dentários revestidos a hidroxiapatite. Int J Oral Maxillofacial Implants 1998 ;13 :601-610.

7. CM Stanford ;Modificação da superfície de implantes dentários .Australian Dental Journal 2008 53 :S26-s33

8. Widmark G, Andersson B, Carlsson GE, Lindvall AM, Ivanoff CJ. Reabilitação de pacientes com maxilas severamente reabsorvidas através de implantes com ou sem enxertos ósseos: um relatório clínico de seguimento de 3 a 5 anos. Int J Oral Maxillofac Implants 2001;16:73-79.

9. Lindh T, Gunne J, Tillberg A, Molin M. Uma meta-análise de implantes em edentulismo parcial. Clin Oral Implants Res 1998;9:80-90.

10. Schroeder A, van der Zypen E, Stich H, Sutter F. As reacções do osso, tecido

conjuntivo e epitélio a implantes endósseos com superfícies pulverizadas com titânio. J Maxillofac Surg 1981;9:15-25.

11. Jansen V K, Conrads G, Richter E-J.Fuga microbiana e adaptação marginal da interface implante-pilar. Int J Oral Maxillofacial Implants 1997 ;12 :527-40.

12. Wennerberg A, Albrektsson T. Sugestão de directrizes para a avaliação topográfica de superfícies de implantes. Int J Oral Maxillofac Implants 2000;15:331-344.

13. Wennerberg A, Ektessabi A, Albrektsson T, Johansson C, Andersson B. Acompanhamento de 1 ano de implantes com diferentes rugosidades de superfície colocados em osso de coelho. Int J Oral Maxillofac Implants 1997;12:486-494.

14. Hansson S. O colo do implante: liso ou com elementos de retenção. Uma abordagem biomecânica. Clin Oral Implants Res 1999;10:394-405.

15. Sanchez AR, Sheridan PJ, Kupp LI. Será o plasma rico em plaquetas o fator de aumento perfeito? Uma revisão atual. Int J Oral Maxillofac Implants 2003;18:93-103.

16. Albrektson et al: Osseoindução ,Osseocondução ,Osseointergração. Eur Spine J(2001)10 : S96-S101

17. Piattelli et al : Int J Oral Maxillofacial Implants 1998 ;13 :805-810.

18. Carr ,Larsen et al: Comparação histomorfométrica da ancoragem de implantes para dois tipos de implantes dentários após 3-6 meses de cicatrização em mandíbulas de babuíno. JPD 2001;85 :276-80.

19. Johanssen et al : Comparação quantitativa de implantes maquinados de titânio

comercialmente puro e de implantes de titânio-alumínio-vanádio em osso de coelho. Int J Oral Maxillofac Implants 1998:13:315-321

20.   Carr et al : Análise histomorfométrica da ancoragem de 3 tipos de implantes dentários após 6 meses de cicatrização em mandíbulas de babuínos. Int J Maxillofac Implants 2000 ;15:785-91

21. Guehennec et al : Tratamentos de superfície de implantes dentários de titânio para uma rápida osseointegração. Dental Materials 23 (2007) 844-54.

22. Ellingsen et al: Melhor retenção e contacto osso-implante com implantes de titânio modificados com flúor. Int J Oral Maxillofac Implants 2004;19 :659-666.

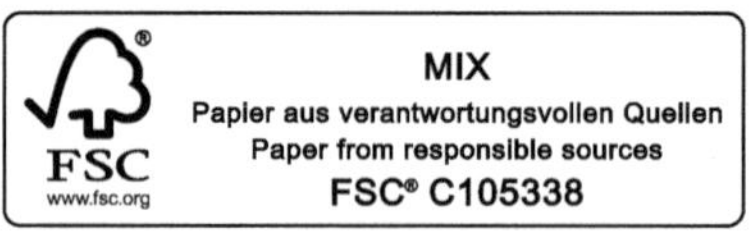

Printed by Books on Demand GmbH, Norderstedt / Germany